彩色圖解保健 1

減少體內脂肪•塑造苗條身材

瘦身

筑波大學教授
鈴木正成／主編
施聖茹／譯

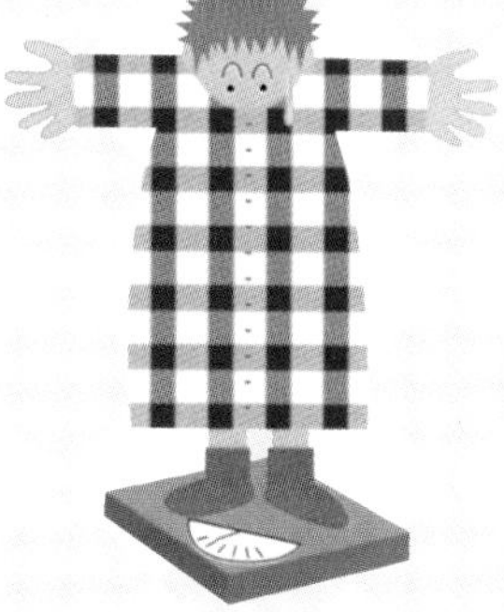

品冠文化出版社

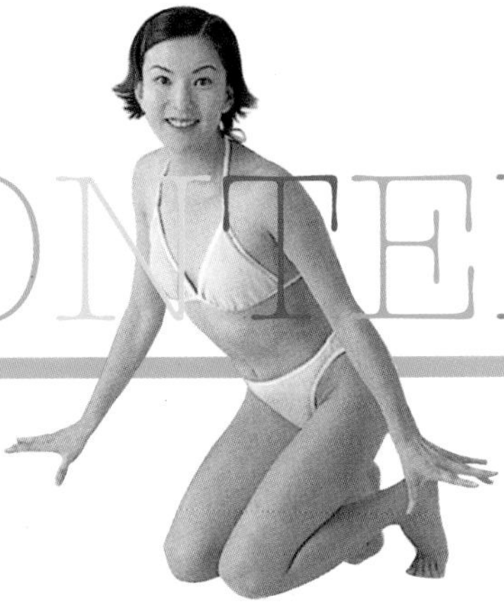

CONTENTS

瘦身●目錄

●指導專家（敬稱省略．順序不同）
筑波大學教授 **鈴木正成**
前日本針灸按摩師會總務局長 **伊藤孝**

前言

「想減肥」、「欲塑造苗條修長的身材」等都是大家的願望，對我而言，也不是別人的事情。

自小我吃的食物全都變成身上的肉，而且心想「擁有身體的重量，才能直接證明食物的效果」，持續這種作法。直到中年，隨著年齡的增長，基礎代謝量降低，後來鎮日坐在桌前從事研究，因此雖然身高170cm，但是體重卻達到85kg，身體變得十分壯碩。此時，我心生恐懼，「再這樣下去，可能會造成破裂死」，於是我在營養學學者朋友面前發誓，我一定要減肥。

「營養學學者認為最初應該親自證明營養效果，先胖起來很重要，再將肥胖的身體調節為理想體重。」可是開始實行時，卻完全失敗，因為我在慢跑時，腳受傷了，體重甚至增加到了90kg。

介紹的內容包括這些例子在內，基於我體重成功減輕20kg的過程所得到的體驗，來告訴各位的減肥法。這些減肥法具有兩大原則，第一「健康鍛鍊肌肉以瘦身」，再者「不必犧牲美食之樂，也能成功瘦身」。我進行的是以運動為主，同時輔以食物療法的減肥法。

一般的減肥法大部分都會限制飲食，每日每餐都要和食慾搏鬥，身心俱疲，挫折連連，這是既定的過程，而且減少的不是脂肪，而是肌肉或內臟。如此雖然瘦下來，可是體力卻減退了，是一大難處。欲變得美麗，達到瘦身的目的，於是不斷努力，卻反而使重要的肌肉和骨骼減少，最後究竟為何而減肥就不得而知了。

本書的內容，去除了所有與飲食有關的多餘限制，改採以啞鈴體操為主的減肥法。根據以往的常識，僅能大致了解運動能消耗熱量，可是啞鈴體操的最大的效果，尚包含了能增加肌肉，變成脂肪容易燃燒的體質。尚未習慣前，可能會覺得很痛苦，一旦形成脂肪易燃燒的體質，體重就會不斷減輕，肌肉得以鍛鍊，全身緊縮，獲得理想體重，運動亦能充實身體機能，創造不容易發胖的身體。

本書共分三階段來解說方法。凡體操只需看圖的介紹，即可了解其構造。只要購買啞鈴，從今天就可以開始實行。若是只想瘦身體的某部分，亦可配合圖片，採用適當的方法。

理論篇使用了最新的資料，不僅解說發肥的構造及飲食的減肥祕訣等，而且該理論能夠適應實際減肥法的形態，因此可利用作為減肥法的智慧袋。

減肥的基本要件是必須配合個人的生活進行，這也是成功的祕訣。此外，血壓高或心臟有問題等健康出現障礙的人，必須接受醫師的指導再開始減肥，這一點相當重要。本書可謂減肥的參考書，希望各位能夠學會適合自己的運動法及飲食的攝取法，最好是能夠確立不發胖的生活。

鈴木正成

1 啞鈴的基本知識

選擇適合自己的重量，容易拿的啞鈴，以正確的姿勢緊緊握住。

減肥原本的目的是為了緊縮身心，過著充滿活力的人生。倘若飲食真的被奪走，不僅會對身心造成勉強負擔的減肥法無法長久持續，還會損害身心的健康。

啞鈴體操植基於能夠自由享受喜歡的美食，藉由鍛鍊肌肉就能瘦身的理論所進行的減肥法。啞鈴是隨時隨地，每日只需花15分鐘，即可進行的運動，同時能創造理想的體型，這也是忙碌的現代人能夠接受的理由。

啞鈴體操受人歡迎，啞鈴成為時髦的商品，種類繁多，許多人反而不知該如何選擇，感到十分迷惘。

在此為各位介紹能夠持續快樂做體操的啞鈴基本知識，基礎是最重要的。

啞鈴的正確握法

握法不正確，無法提升效果，還會對手腕、手肘造成負擔，損傷肌腱或韌帶，因此要養成拿啞鈴的習慣。

緊緊握住啞鈴，手腕稍微朝內側傾斜，牢牢固定，重點在於時時固定手腕。

啞鈴的種類

啞鈴的種類很多，有適合手指的D字形及不易滾動，尖端為八角形或六角形的啞鈴。無論是設計或機能方面，都下了很大的工夫。

此外還有可以改變重量型。家人共用或習慣後，想稍微增加負荷時，利用這種啞鈴，非常方便。

正確的拿法、握法

✕ 手往後仰，導致手無力，還會損傷手腕。

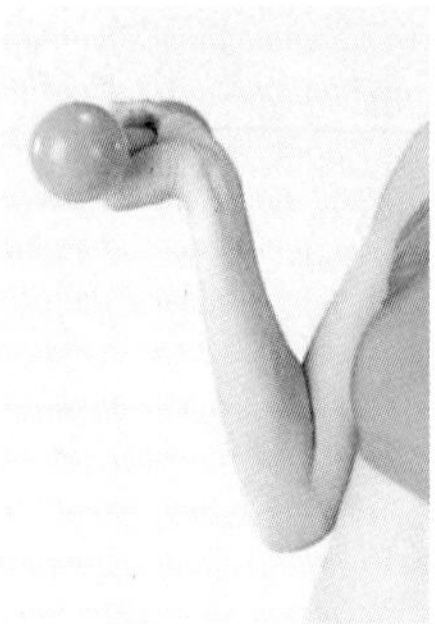

○ 手腕朝內側傾斜，固定。

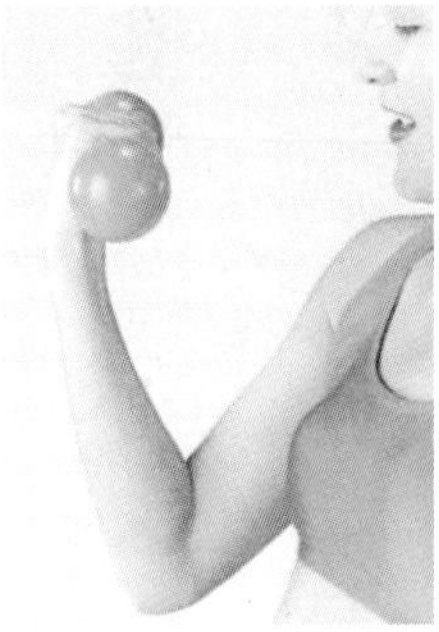

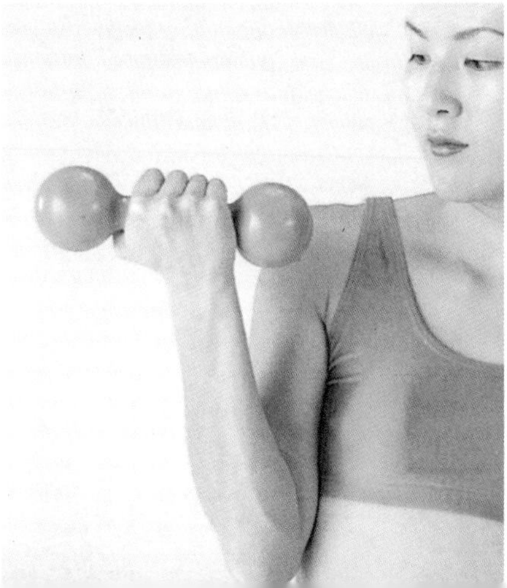

正確的站姿

腳打開如肩寬，手臂自然下垂，背肌挺直，雙腳彷彿牢牢踩踏在地面上似的站立。做體操時，腳底不可以移動。收下顎，肩膀力量放鬆，膝蓋彎曲。

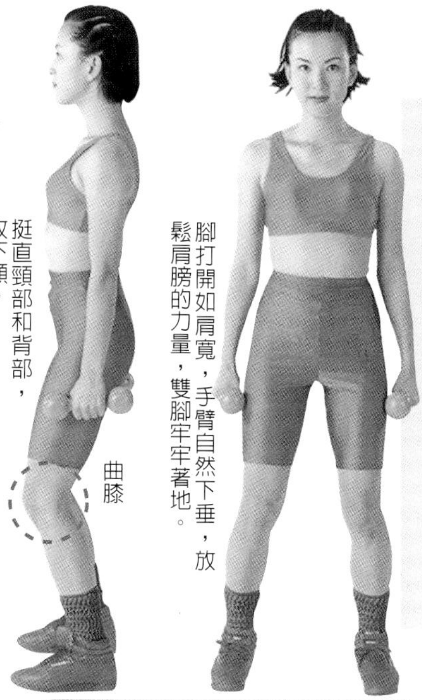

腳打開如肩寬，手臂自然下垂，放鬆肩膀的力量，雙腳牢牢著地。
挺直頸部和背部，收下顎。
曲膝

正確的站姿

啞鈴的選擇方式

使用任何一種形態的啞鈴都可以。選擇拿起來覺得最舒服，自己又喜歡的形狀和顏色，但必須注意「重量」。

並非愈重的啞鈴就愈有效果，過輕或過重都不好，選擇最適合自己的重量做體操，方能發揮功效。

購買時，實際拿起來，往上往下試舉，左右交互從肩膀到頭上，慢慢的抬起、放下，上下做10次，手臂感覺疲倦的重量是最適合的。雖有個人差異，但無論男性或女性，只要是初學者，都以1~2kg的啞鈴為主。逐漸習慣後，如果覺得重量不夠，可以慢慢增加重量，不過以3kg為限。

正確的彎腰姿勢

接著介紹啞鈴體操的實踐篇，若是寫到「彎腰」這一項，指的就是頸部和背肌挺直，上身稍微前傾的姿勢。腰和腹部用力，膝微微彎曲，放輕鬆。

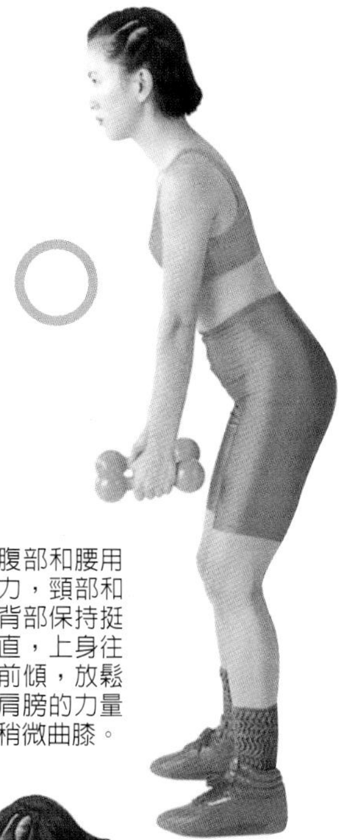

○
腹部和腰用力，頸部和背部保持挺直，上身往前傾，放鬆肩膀的力量稍微曲膝。

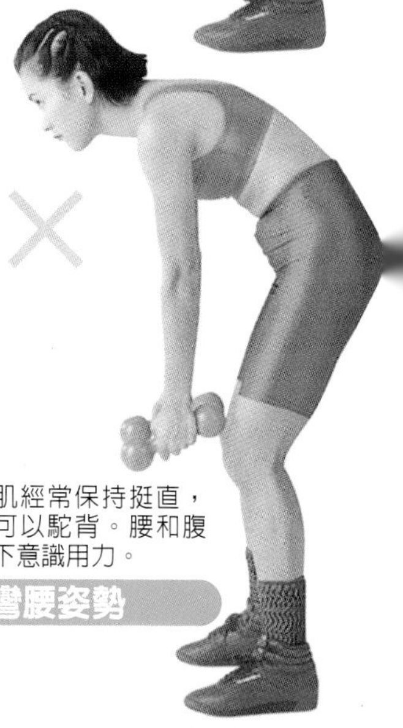

×
背肌經常保持挺直，不可以駝背。腰和腹部下意識用力。

正確的彎腰姿勢

單手運動

進行單手運動時，背肌挺直，落腰。單手握住膝蓋頭，利用這隻手臂支撐上身，重點在於體重置於膝蓋頭。

（鈴木）

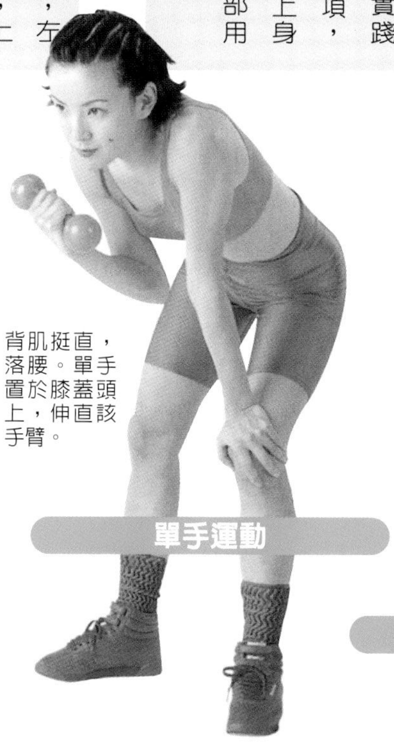

背肌挺直，落腰。單手置於膝蓋頭上，伸直該手臂。

單手運動

2 準備運動與伸展運動

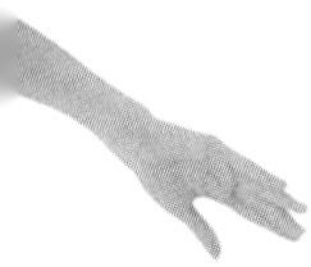

平常不做運動的人，開始做啞鈴體操前，一定要仔細做伸展運動。做啞鈴體操前，必須先暖身。

身體放鬆，肌肉和關節柔軟後，能使啞鈴體操效果倍增，也能防止運動傷害，其重點就是要慢慢的、仔細的做，切勿藉助反彈力進行。

膝的屈伸

首先，做膝的屈伸運動。

背肌挺直，盡量深下蹲。下蹲後，腰慢慢往上抬，膝伸直，雙手抵住膝蓋按壓，充分伸展膝後側。

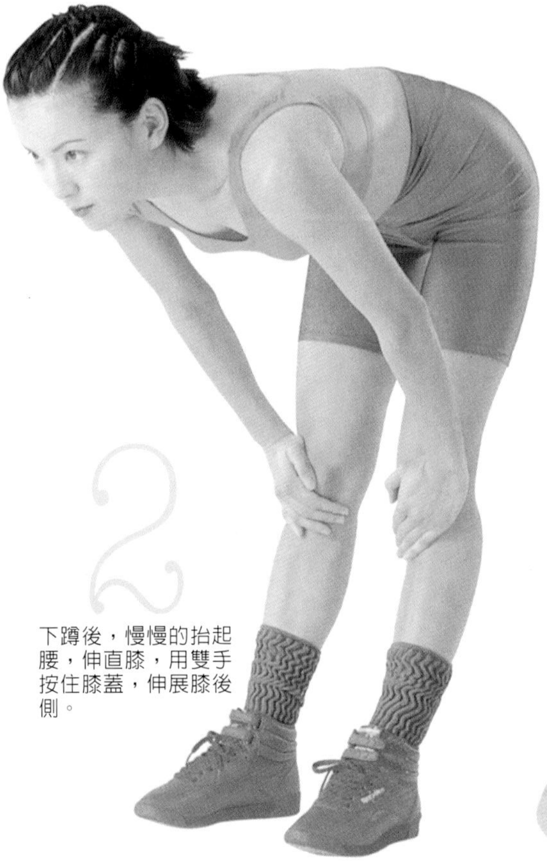

2

下蹲後，慢慢的抬起腰，伸直膝，用雙手按住膝蓋，伸展膝後側。

膝的屈伸

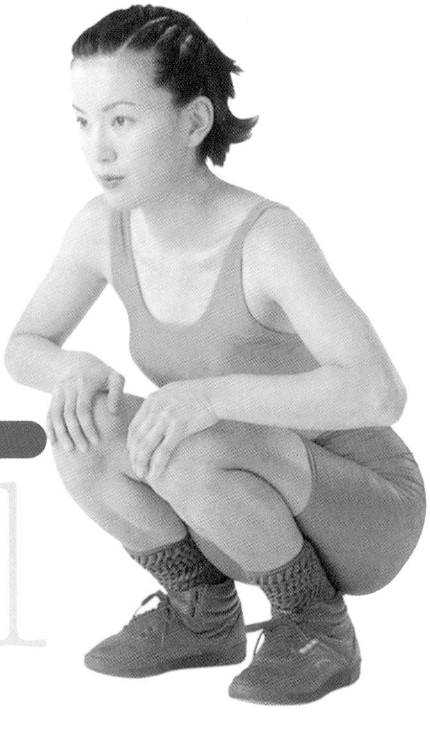

1

背肌挺直，腳稍微張開站立，保持此姿勢，慢慢下蹲。

利用準備運動與
伸展運動放鬆身體，
不僅不易受傷，
也能使體操效果倍增。

扭轉上身

從肩膀到腰，用力扭轉，重點是臉維持朝向正面，腰部以下不要動，左右交互扭轉。

扭轉上身

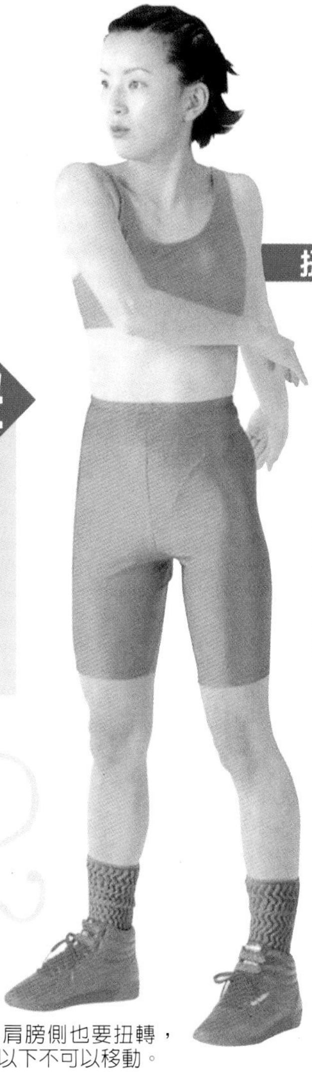

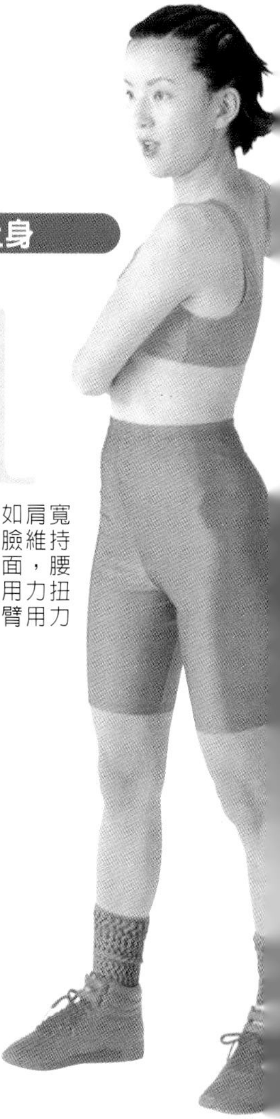

1

腳打開如肩寬站立，臉維持朝向正面，腰和肩膀用力扭轉，雙臂用力擺盪。

2

同樣的，肩膀側也要扭轉，臉和腰部以下不可以移動。

前屈與伸展背部

腳打開如肩寬站立，膝伸直，身體慢慢往前倒，注意不可利用反彈力，充分往前倒後，慢慢挺起上身。

其次上身慢慢往後仰，膝伸直，腹部不可以凸出。

前屈與伸展背部

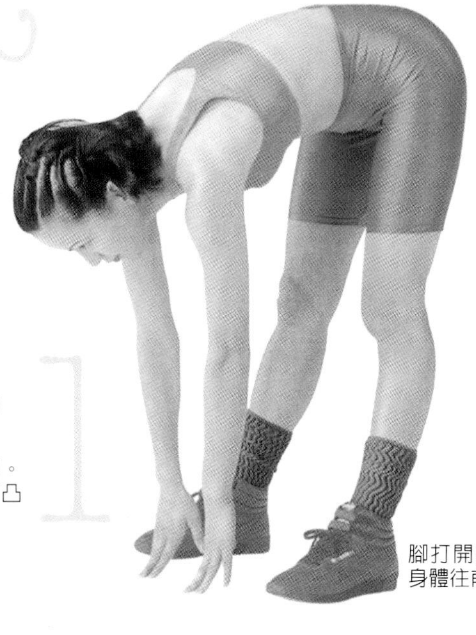

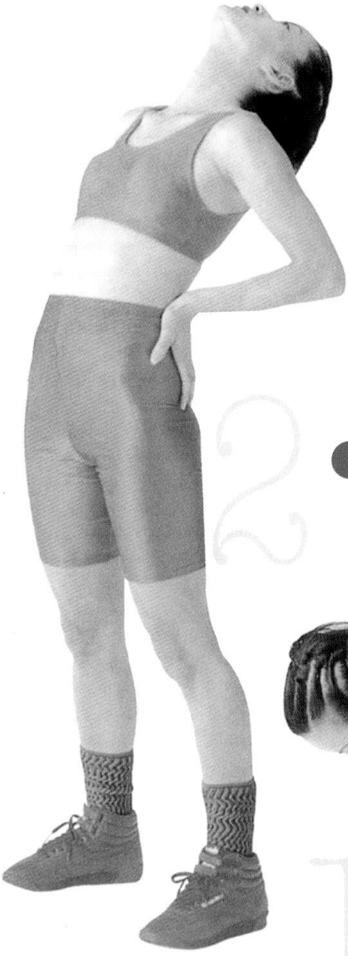

1

腳打開如肩寬站立，膝伸直，身體往前倒，直至界限為止。

2

雙手插腰，上身慢慢往後仰。注意膝不要彎曲，腹部不可凸出。

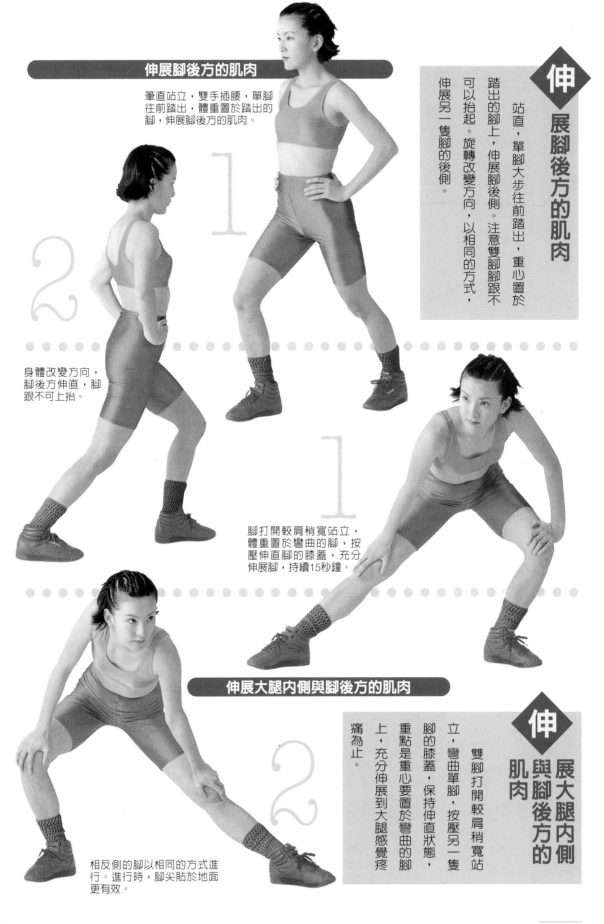

伸展腳後方的肌肉

站直，單腳大步往前踏出，重心置於踏出的腳上，伸展腳後側。注意雙腳腳跟不可以抬起。旋轉改變方向，以相同的方式伸展另一隻腳的後側。

伸展腳後方的肌肉

筆直站立，雙手插腰，單腳往前踏出，體重置於踏出的腳，伸展腳後方的肌肉。

身體改變方向，腳後方伸直，腳跟不可上抬。

伸展大腿內側與腳後方的肌肉

雙腳打開較肩稍寬站立，彎曲單腳，按壓另一隻腳的膝蓋，保持伸直狀態，重點是重心要置於彎曲的腳上，充分伸展到大腿感覺疼痛為止。

伸展大腿內側與腳後方的肌肉

腳打開較肩稍寬站立，體重置於彎曲的腳，按壓伸直腳的膝蓋，充分伸展腳，持續15秒鐘。

相反側的腳以相同的方式進行。進行時，腳尖貼於地面更有效。

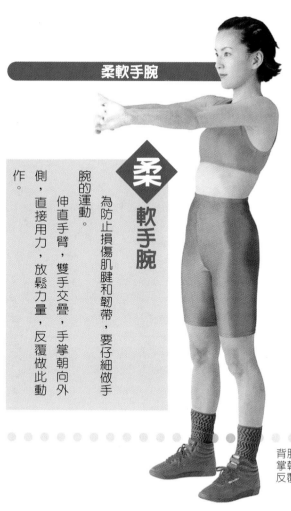

柔軟手腕

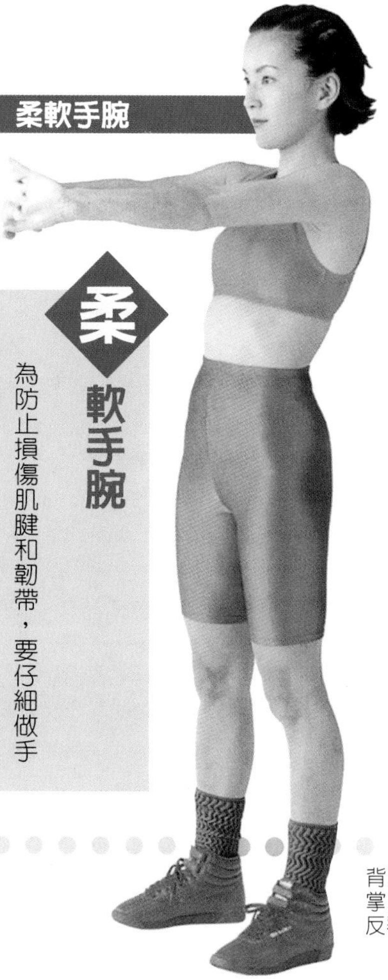

柔軟手腕

為防止損傷肌腱和韌帶，要仔細做手腕的運動。

伸直手臂，雙手交疊，手掌朝向外側，直接用力，放鬆力量，反覆做此動作。

背肌挺直站立，雙手伸直交疊，手掌朝外用力，放鬆力量，放輕鬆。反覆用力、放鬆的動作。

伸展全身肌肉

繼手腕運動後，手掌直接移到上方，雙手筆直伸向頭上。在完全伸展處，靜止10秒鐘，放鬆力量。

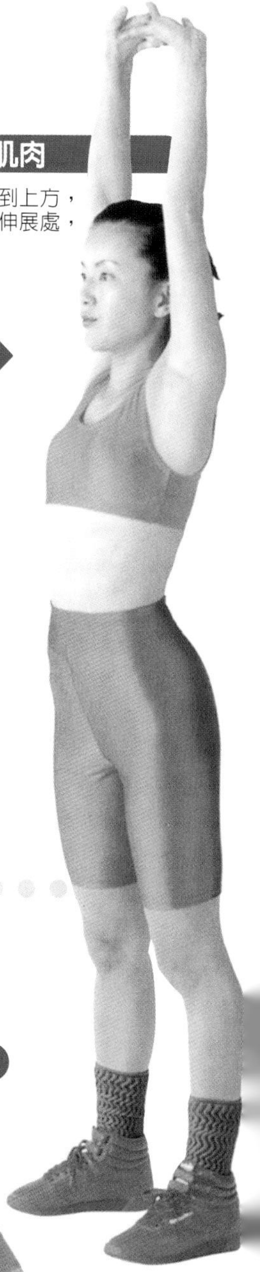

伸展全身肌肉

持續手腕的運動，雙手交疊，手臂在頭上伸直。在充分伸展身體處，靜止10秒鐘，放鬆力量。

伸展體側肌肉

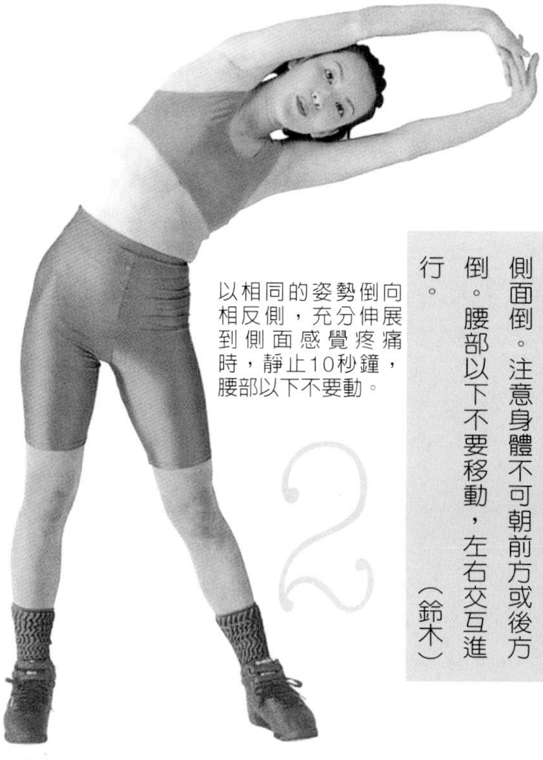

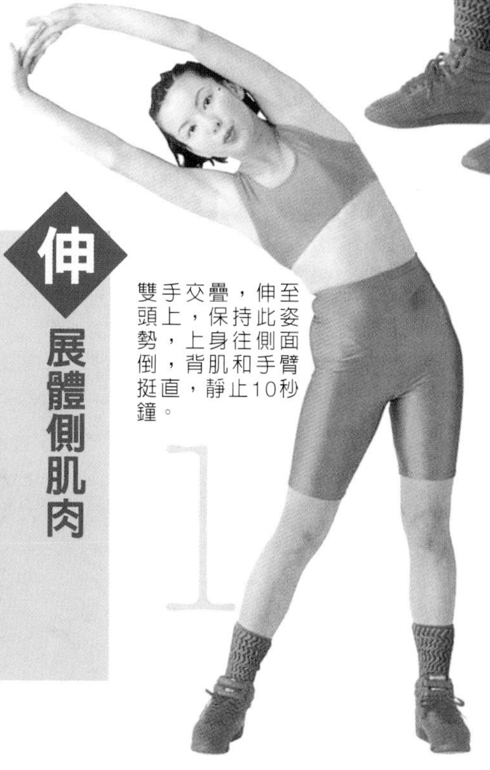

伸展體側肌肉

雙手交疊，擺在頭上，上身朝正側面倒。注意身體不可朝前方或後方倒。腰部以下不要移動，左右交互進行。（鈴木）

1

雙手交疊，伸至頭上，保持此姿勢，上身往側面倒，背肌和手臂挺直，靜止10秒鐘。

2

以相同的姿勢倒向相反側，充分伸展到側面感覺疼痛時，靜止10秒鐘，腰部以下不要動。

3 啞鈴體操的標準動作

意識集中在鍛鍊的肌肉上，腰和腹部用力，慢慢進行。

充分進行暖身動作後，開始做啞鈴體操。標準動作的項目共12種，花15分鐘進行，不要勉強，感覺疲勞就要休息，再慢慢開始做。

每天做1次體操，在大致決定好的時間內，當成日課來進行。保持正確的姿勢，緊握啞鈴，腰和腹部用力，做體操時，這些重點要牢記在心。

動作不要停止，每個動作花2、3秒鐘進行，保持自然呼吸，集中精神最重要。

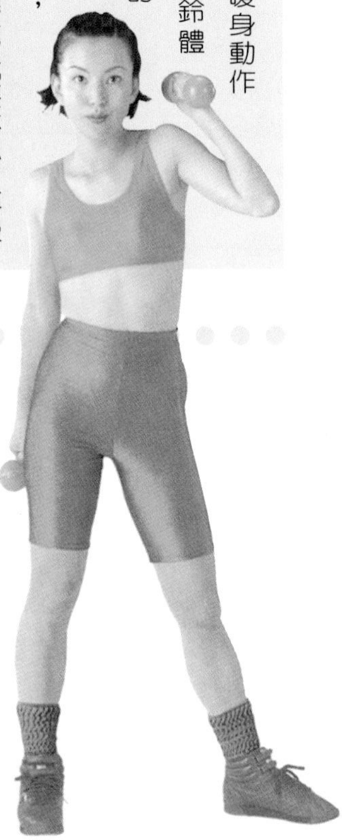

推上、推下運動

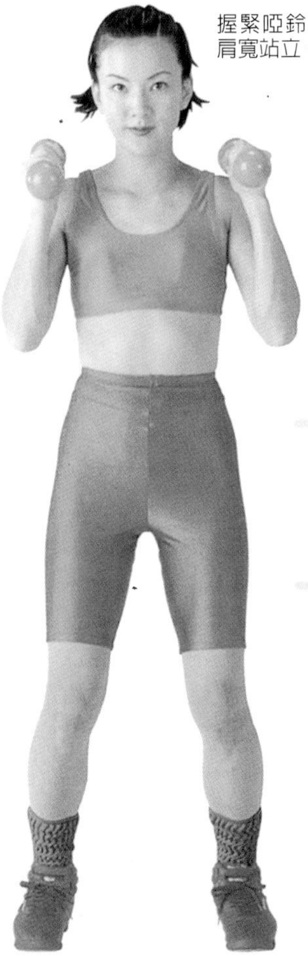

握緊啞鈴，腳打開如肩寬站立。

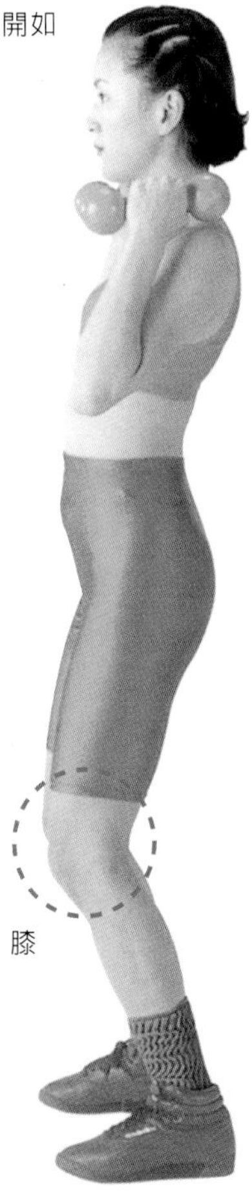

曲膝

1 推上推下運動

刺激肩膀和手臂的肌肉，使雙臂纖細。膝放鬆，充分伸展肩膀。重點在於下推時，彷彿往下拉似的，不要放鬆力量。

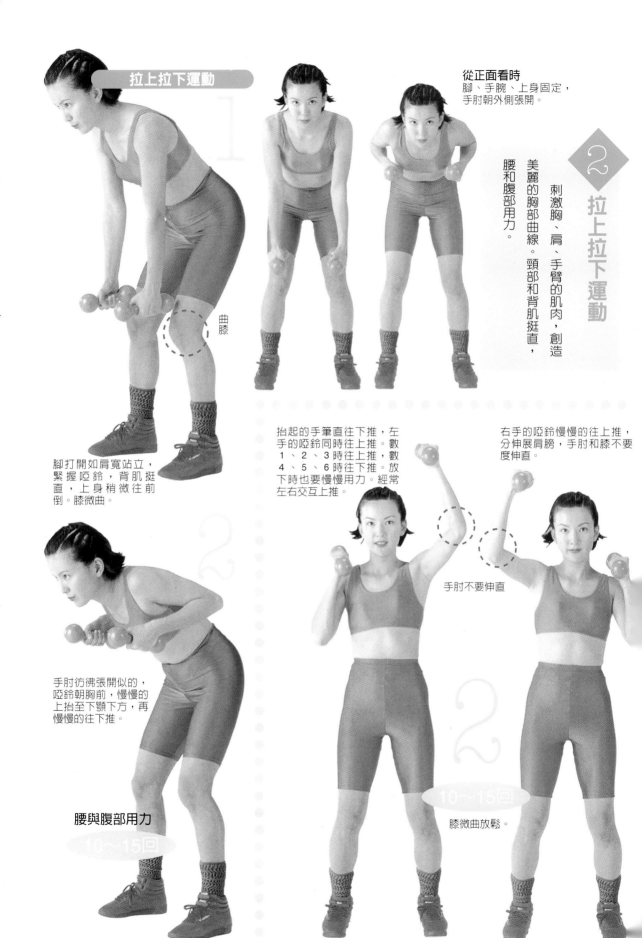

2 拉上拉下運動

刺激胸、肩、手臂的肌肉，創造美麗的胸部曲線。頸部和背肌挺直，腰和腹部用力。

拉上拉下運動

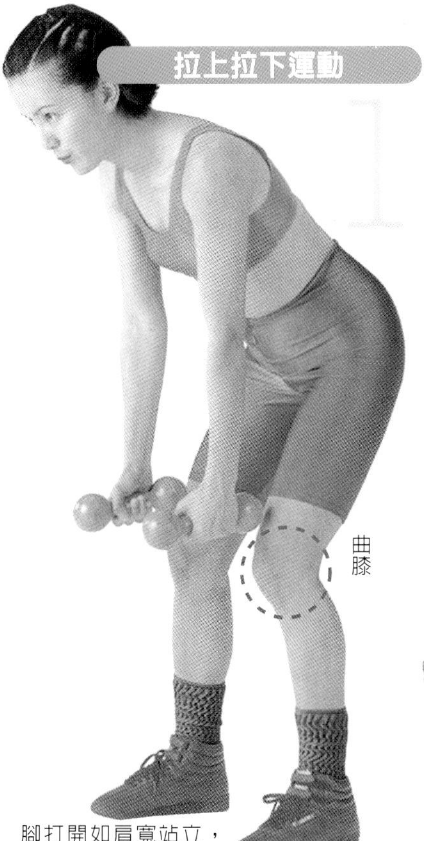

腳打開如肩寬站立，緊握啞鈴，背肌挺直，上身稍微往前倒。膝微曲。

從正面看時
腳、手腕、上身固定，手肘朝外側張開。

手肘彷彿張開似的，啞鈴朝胸前，慢慢的上抬至下顎下方，再慢慢的往下推。

腰與腹部用力

抬起的手筆直往下推，左手的啞鈴同時往上推。數1、2、3時往上推，數4、5、6時往下推。放下時也要慢慢用力。經常左右交互上推。

右手的啞鈴慢慢的往上推，分伸展肩膀，手肘和膝不要度伸直。

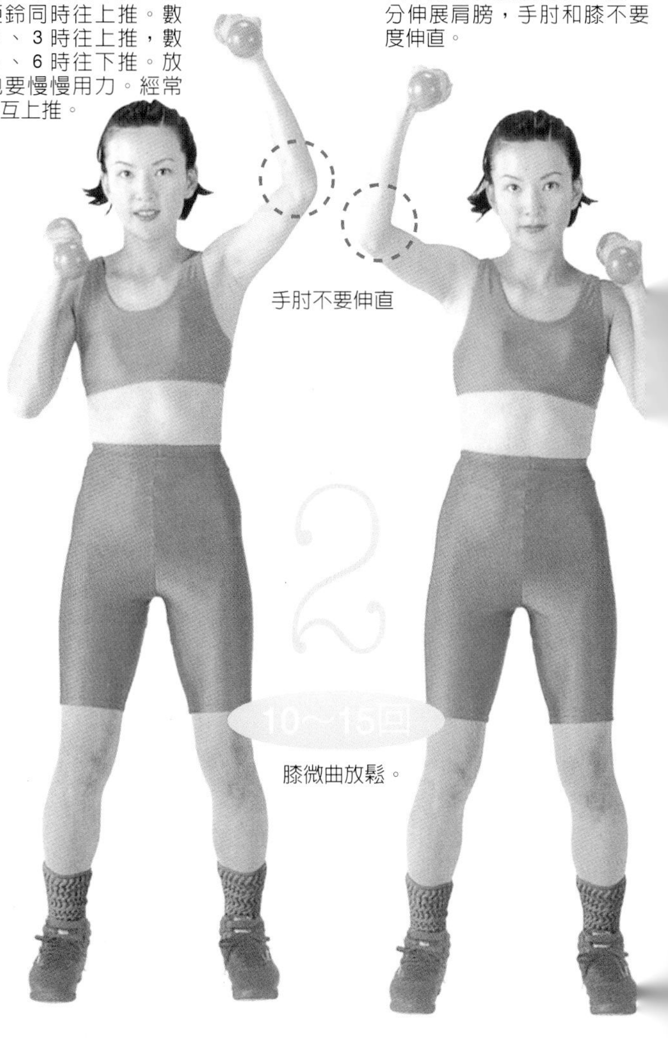

膝微曲放鬆。

3 腳的屈伸運動

緊縮大腿臀部。駝背容易損傷腰，所以進行時背肌要時時保持挺直。毋需深落腰，在不勉強的範圍內，慢慢的彎曲。

腳的屈伸運動

10～20回

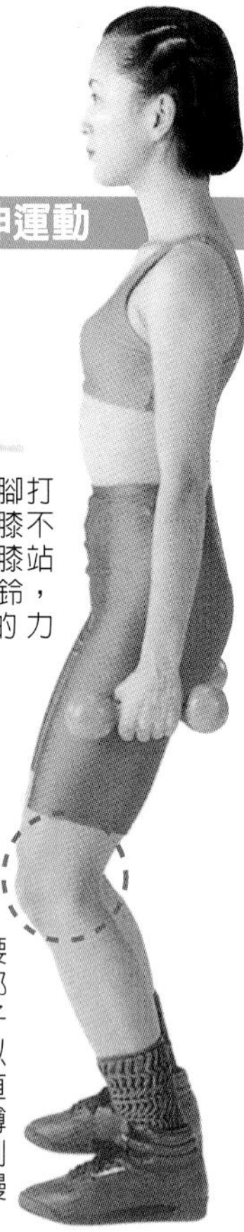

1
背肌挺直，腳打開如肩寬，膝不要伸直，曲膝站立，緊握啞鈴，放鬆肩膀的力量。

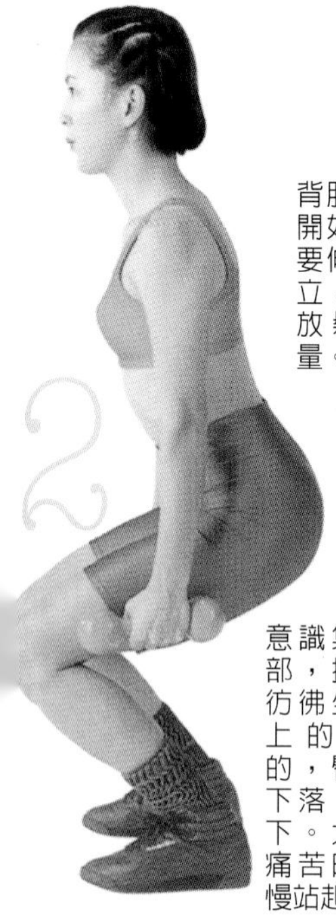

2
曲膝

意識集中於腰部，挺直背部彷彿坐在椅子上的姿勢似的，臀部垂直下落，慢慢蹲下。大腿感到痛苦時，再慢慢站起來。

4 左右扭轉運動

扭轉腰部，使腰變細，改善便秘。光是上身慢慢扭轉，腰部以下不要動。不要利用反彈力，一定要好好的轉動肩膀。

左右扭轉運動

左右交互進行

20～30回

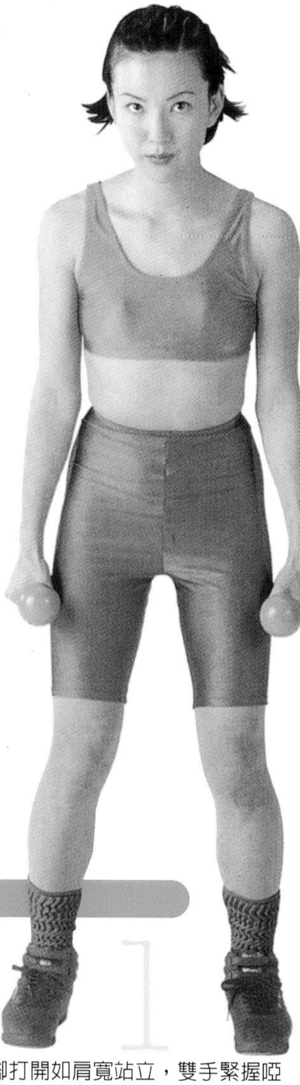

1
腳打開如肩寬站立，雙手緊握啞鈴，手臂自然下垂。

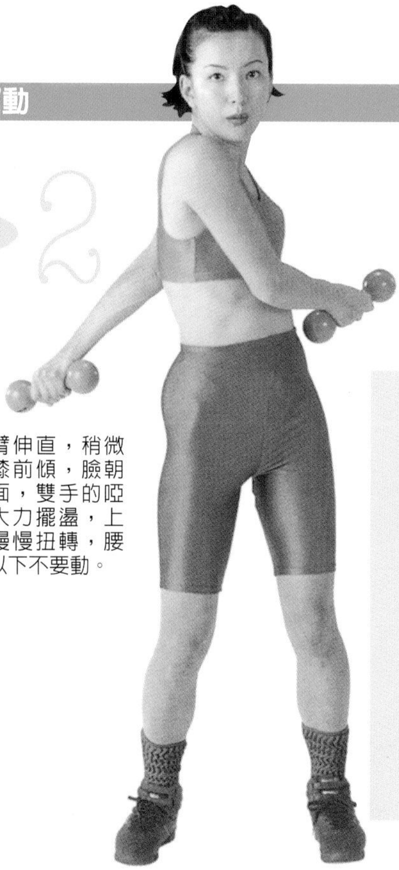

2
手臂伸直，稍微曲膝前傾，臉朝正面，雙手的啞鈴大力擺盪，上身慢慢扭轉，腰部以下不要動。

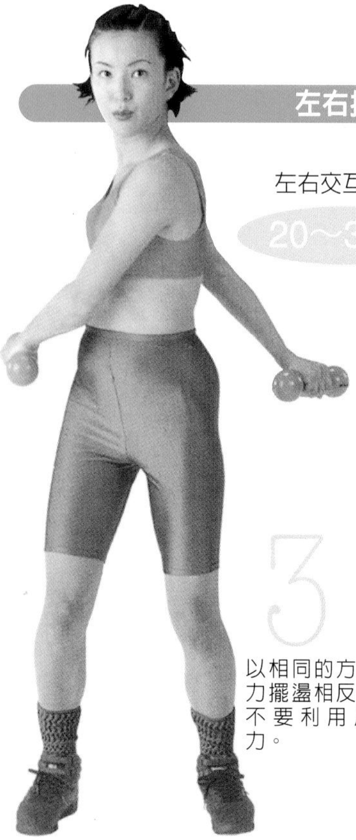

3
以相同的方式大力擺盪相反側，不要利用反彈力。

5 觀音開閉運動

緊縮胸、腹部，具有豐胸效果。重點在於手腕要經常傾向內側，手肘不可離開身體。上身輕輕往前倒，慢慢的反覆做開臂動作。

觀音開閉運動

1

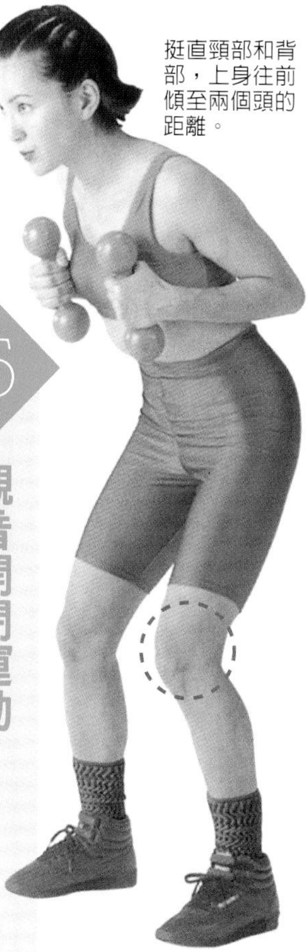

挺直頸部和背部，上身往前傾至兩個頭的距離。

膝稍微彎曲放鬆。

2

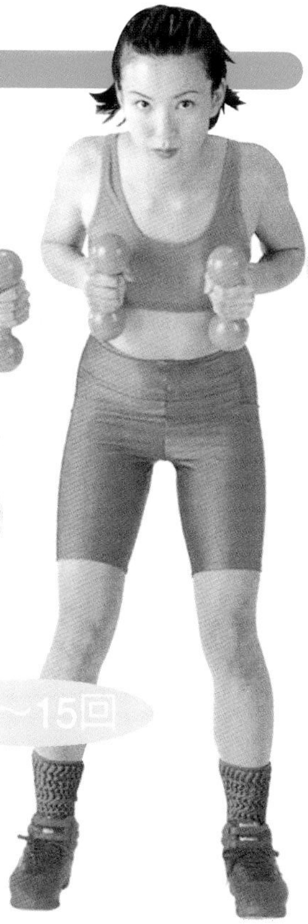

彎腰，腳打開如肩寬站立，彎曲手肘，將啞鈴置於胸前。

3

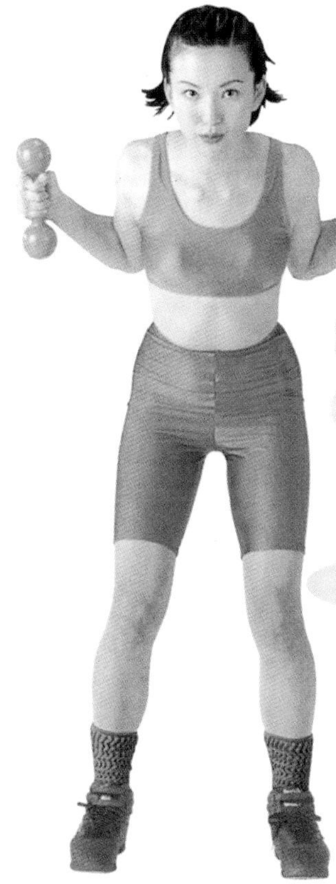

慢慢打開手臂，但手肘不可以離開身體。張開至150度時，再慢慢的合攏。

10～15回

6 擺盪手臂．開閉運動

能夠獲得腰變細及豐胸效果。緊握啞鈴的手肘朝內側固定，彷彿張開翅膀似的，大力張開手臂。手臂合攏，放下時也要用力，慢慢的放下。

擺盪手臂．開閉運動

1

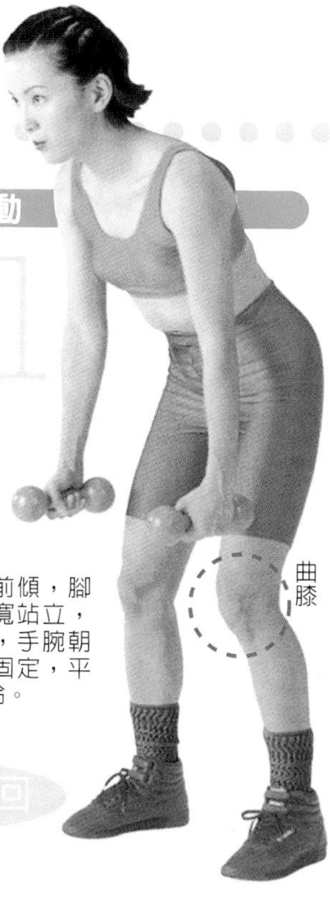

挺直背肌前傾，腳打開如肩寬站立，稍微曲膝，手腕朝內側傾斜固定，平行握住啞鈴。

2

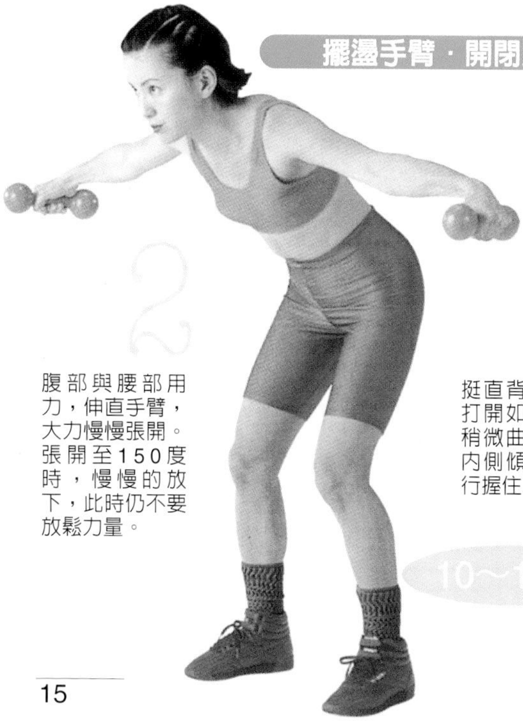

腹部與腰部用力，伸直手臂，大力慢慢張開。張開至150度時，慢慢的放下，此時仍不要放鬆力量。

10～15回

單手拉上拉下運動

固定手腕，緊握的啞鈴慢慢往上拉至胸前，再往下拉，注意手腕不可捲起。

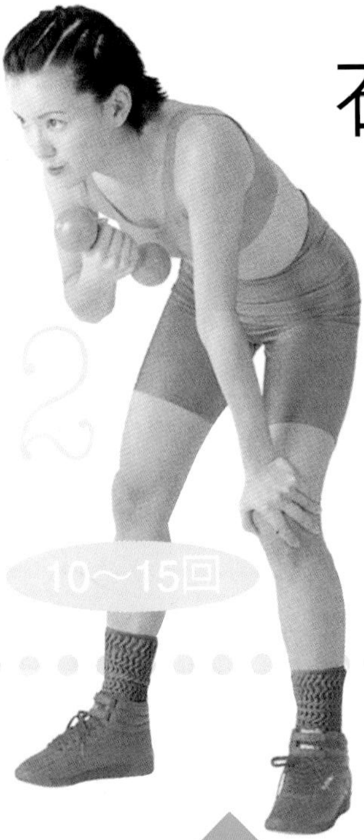

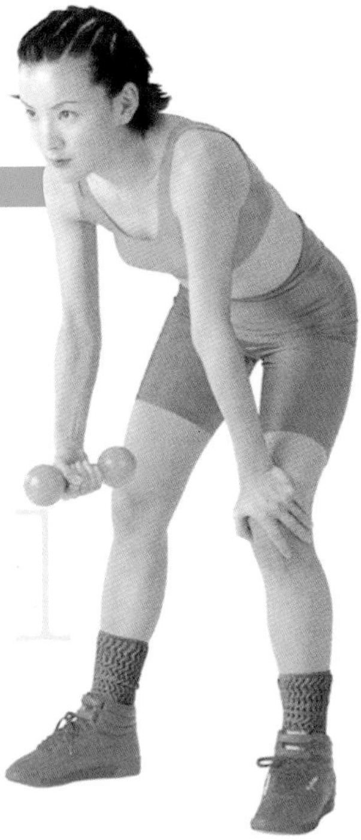

腳打開較肩稍寬站立，挺直背肌，上身前傾，手腕伸直，手臂朝外側。右手緊握啞鈴，左手支撐上身。

8 單手捲上捲下運動

能夠使手臂的前端變細，手腕朝內側捲，再慢慢往上捲，接著放下。

放下時，注意手腕不可以伸直。

捲上捲下運動

挺直背肌，腳打開如肩寬站立，緊握啞鈴，手腕朝內側捲，固定，雙臂自然下垂。

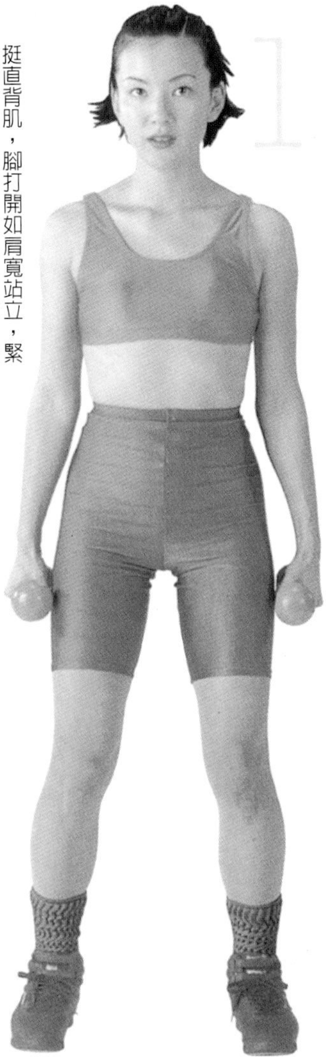

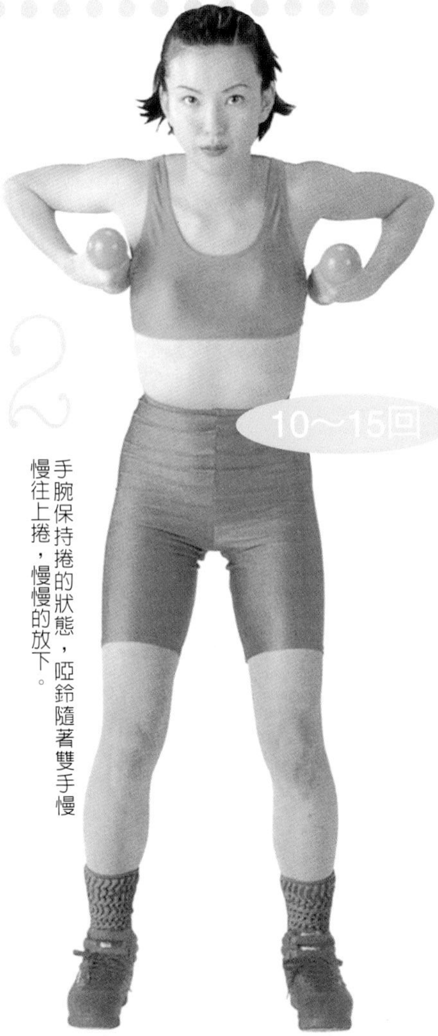

手腕保持捲的狀態，啞鈴隨著雙手慢慢往上捲，慢慢的放下。

7 捲上捲下運動

鍛鍊手臂肌肉，使手臂變細。雙手同時往上捲、往下捲，不要突然放下，而要彷彿往下推似的捲手腕。

9 單手拉上拉下運動

強化、緊縮手腕、手指的肌肉。手腕伸直，將緊握的啞鈴慢慢的往上拉、往下推，盡量讓啞鈴維持長距離移動似的，慢慢進行。

單手拉上拉下運動

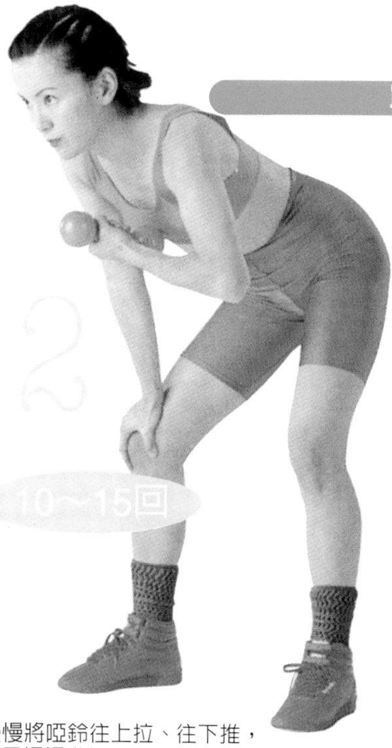

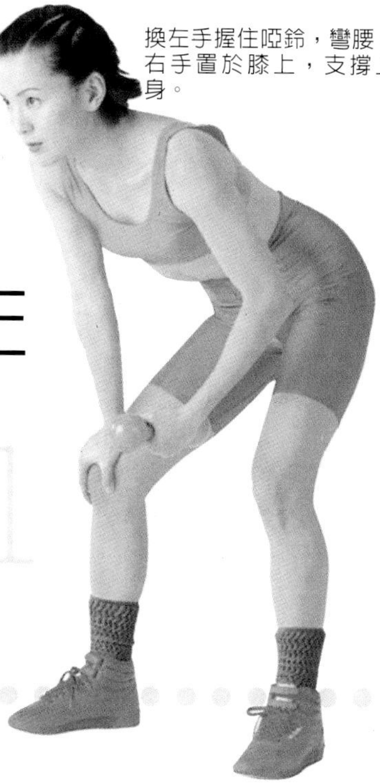

換左手握住啞鈴，彎腰，右手置於膝上，支撐上身。

左

10～15回

慢慢將啞鈴往上拉、往下推，盡量慢慢進行。

單手捲上捲下運動

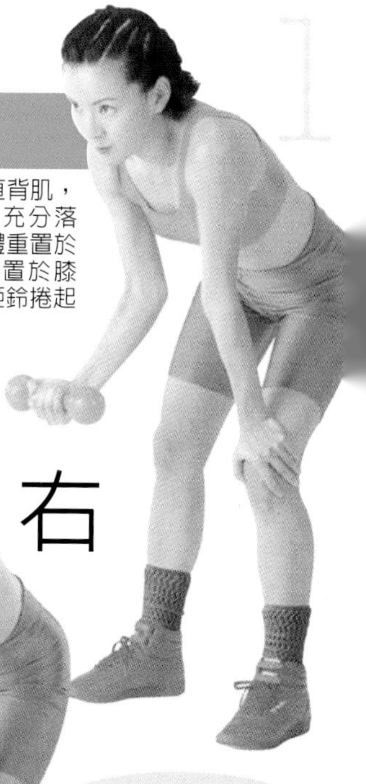

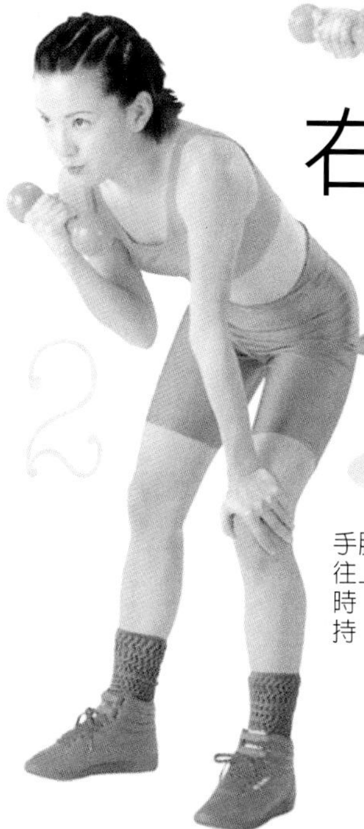

腳打開較肩寬站立，挺直背肌，保持前傾姿勢。曲膝，充分落臀，彷彿握住膝似的，體重置於左手，支撐上身。體重置於膝蓋，手掌朝上，好像將啞鈴捲起似的，緊緊握住。

右

10～15回

手腕朝內側捲，啞鈴慢慢往上抬，慢慢放下。放下時，手肘不可伸直，要維持「く」的字形。

單手捲上捲下運動

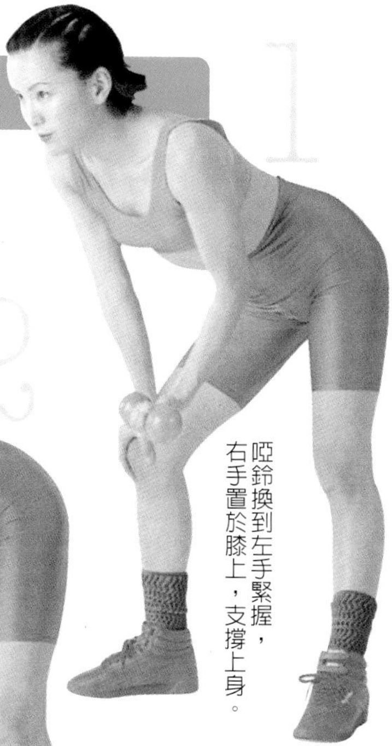

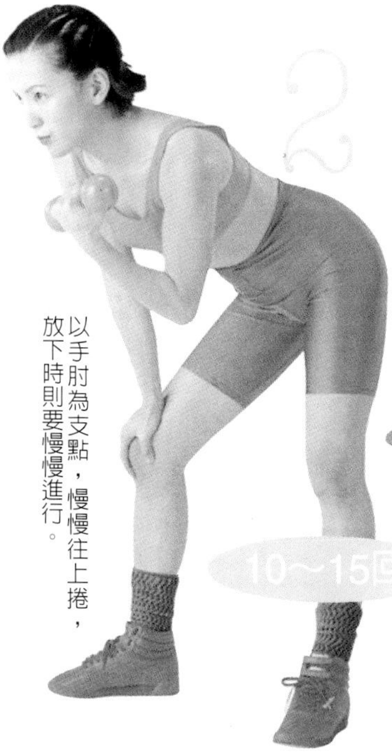

左

啞鈴換到左手緊握，右手置於膝上，支撐上身。

以手肘為支點，慢慢往上捲，放下時則要慢慢進行。

10～15回

後方推上推下運動

10 後方推上推下運動

刺激手指和手臂的肌肉，使上臂變得修長，彷彿接力賽交棒的動作似的，握住啞鈴朝前方往上擺。運用扭力，朝後上方擺盪。往上擺時，可以充分伸展上臂內側的肌肉。

1

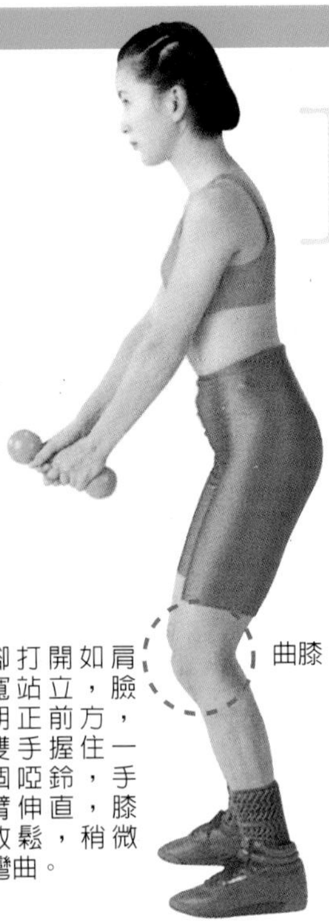

腳打開如肩寬站立，臉朝正前方，雙手握住一個啞鈴，手臂伸直，膝放鬆，稍微彎曲。

右

10〜15回

1

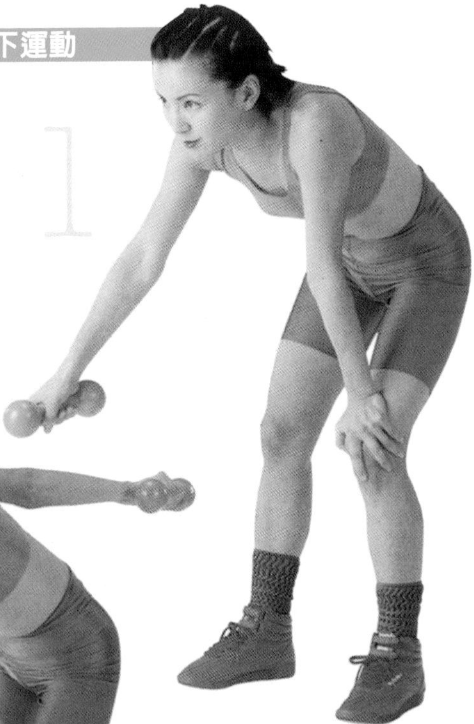

腳打開較肩寬站立，挺直頸部和背部前傾。左手置於膝上，支撐上身。手臂朝向外側，緊握啞鈴。手臂與身體呈直角。

2

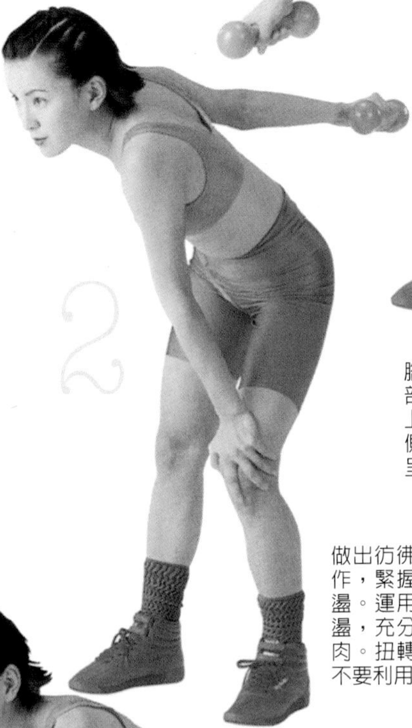

做出彷彿接力賽交棒時的動作，緊握啞鈴，往前上方擺盪。運用扭力，朝後上方擺盪，充分伸展手臂內側的肌肉。扭轉手腕，往上擺盪，不要利用反彈力。

左

10〜15回

2

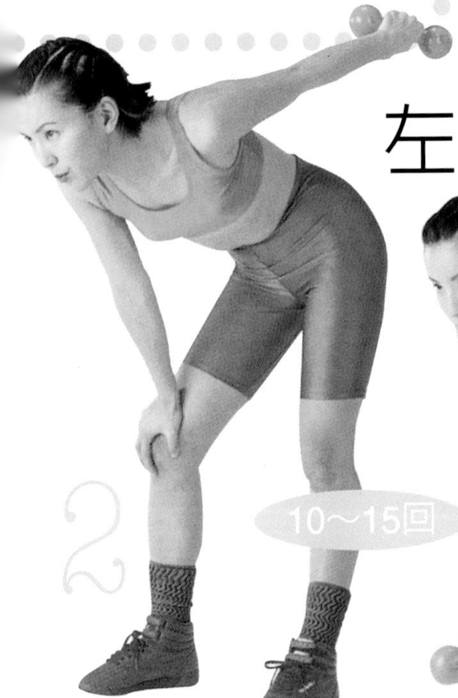

盡量高高的擺向後上方，扭轉手腕，往上擺盪，好像接棒似的動作，讓啞鈴躺下。

1

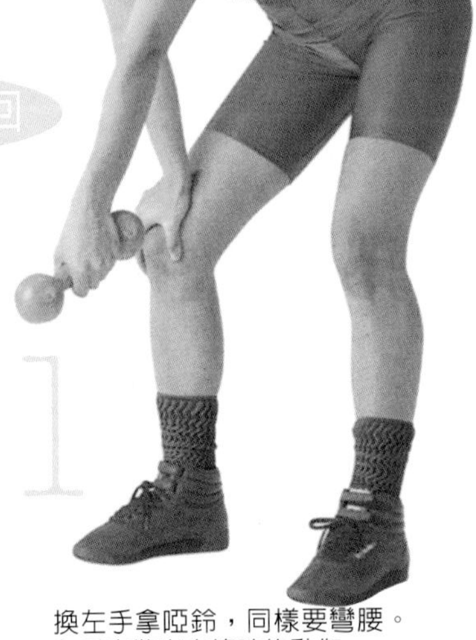

換左手拿啞鈴，同樣要彎腰。左手亦做出交棒時的動作。

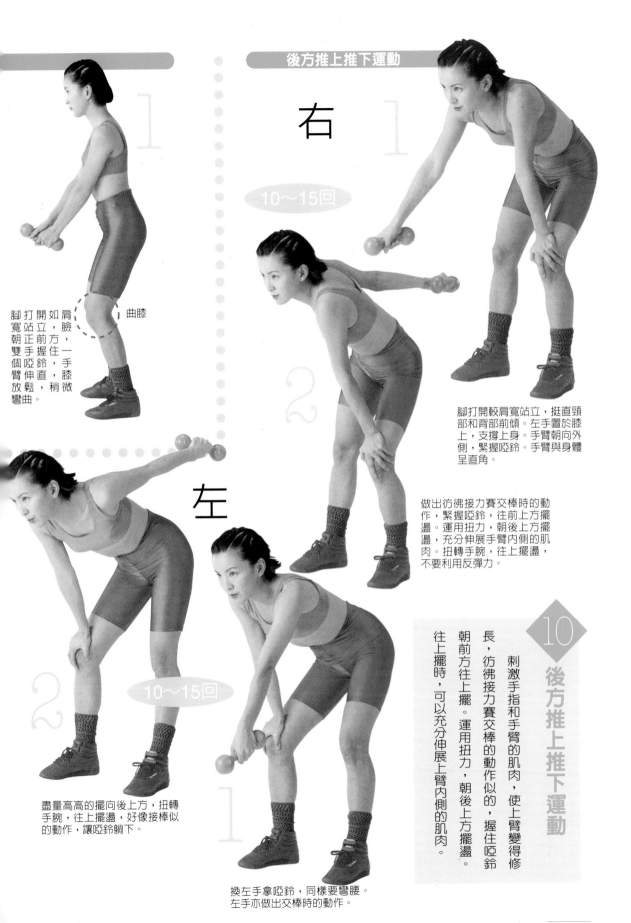

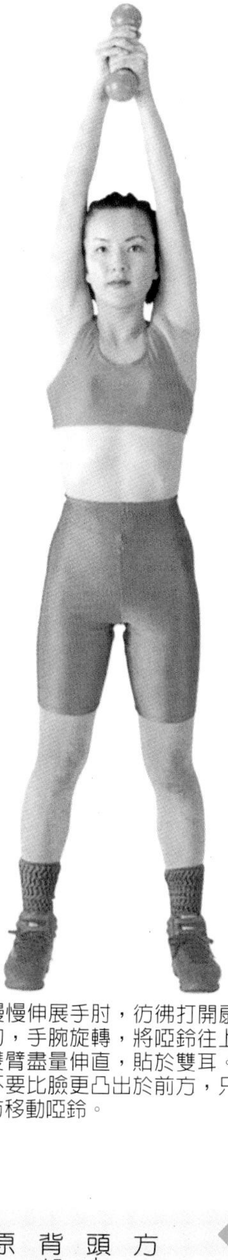

慢慢伸展手肘，彷彿打開扇子似的，手腕旋轉，將啞鈴往上推。雙臂盡量伸直，貼於雙耳。手肘不要比臉更凸出於前方，只在後方移動啞鈴。

擺上擺下運動

10～15回

11 擺上擺下運動

具有緊縮腹部的效果。一根啞鈴彷彿棒子似的，用雙手握住，筆直伸到頭上，放下。腹部和腰部用力，好像往上拜似的進行。

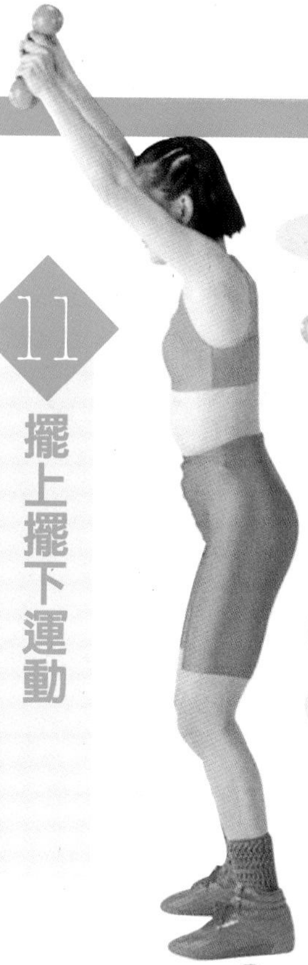

雙臂伸直，彷彿往上拜似的，慢慢的擺盪至頭上，再慢慢放下。盡量距離身體遠些，上下擺盪。

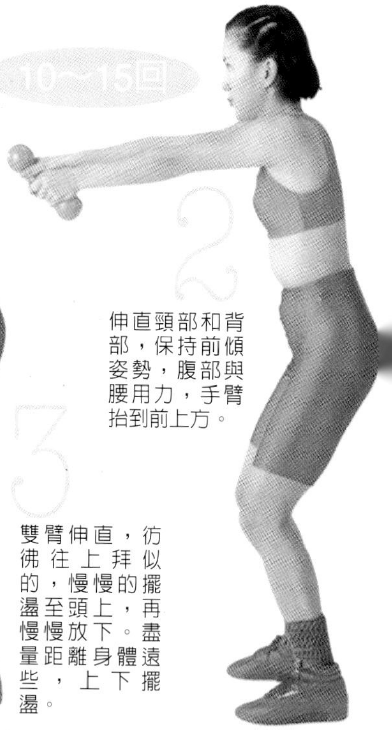

伸直頸部和背部，保持前傾姿勢，腹部與腰用力，手臂抬到前上方。

後方頭上推上推下運動

12 後方頭上推上推下運動

鍛鍊手指的肌肉，緊縮手臂後方，促進肩膀的血液循環。筆直伸到頭上的啞鈴，肌肉往後倒，好像碰到背部與頭上一樣，慢慢往上推再還原。

（鈴木）

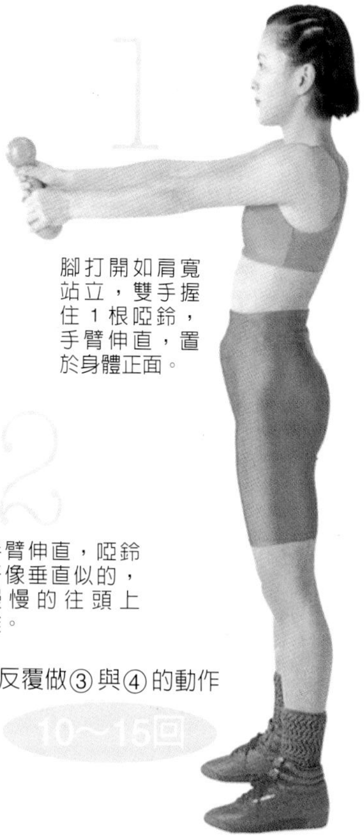

腳打開如肩寬站立，雙手握住１根啞鈴，手臂伸直，置於身體正面。

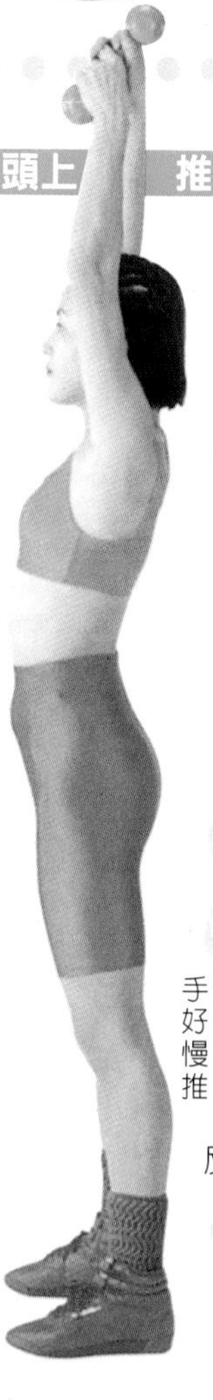

手臂伸直，啞鈴好像垂直似的，慢慢的往頭上推。

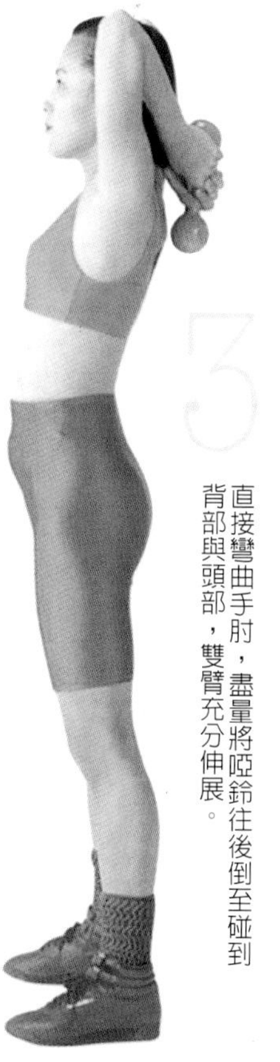

直接彎曲手肘，盡量將啞鈴往後倒至碰到背部與頭部，雙臂充分伸展。

反覆做③與④的動作

10～15回

4 坐下進行的啞鈴體操

鍛鍊肌肉減肥

經常保持背肌的挺直進行，
腰和膝疼痛的人，
可以進行此種體操。

啞鈴體操可以坐在椅子上進行，所以腰和膝不好的人、腳不方便的人，也可以進行啞鈴體操。

為了自由活動手臂，可以選擇沒有靠臂或沒有扶手的椅子。

挺直背部和頸部，腳打開大約30cm的寬度坐下，腰和腹部用力，以正確的姿勢來進行。

推出運動

1

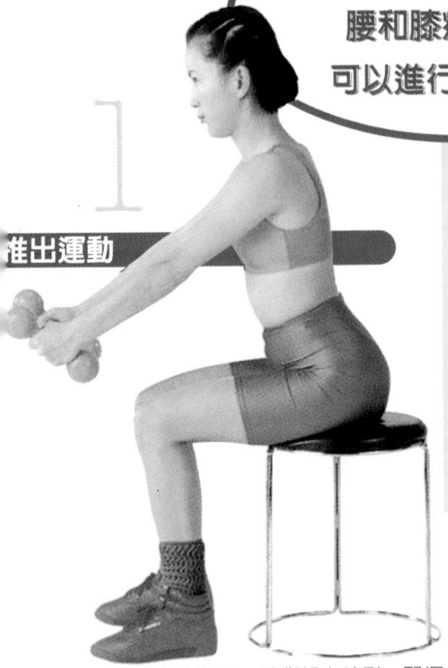

挺直背肌坐下，手背朝向外側，緊握啞鈴。兩脇伸展，在膝上握住啞鈴。

推上推下運動

1 推上推下運動

腹部與腰用力，挺直背肌。啞鈴交互往上推、往下推，但不要伸直手肘，而要下意識的充分伸展肩膀，效果更佳。

1

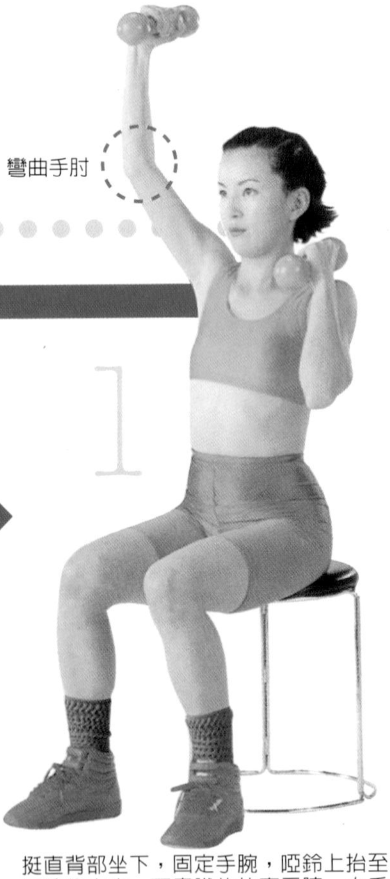

挺直背部坐下，固定手腕，啞鈴上抬至肩膀的高度，下意識的伸直肩膀，右手的啞鈴筆直往上推。

2

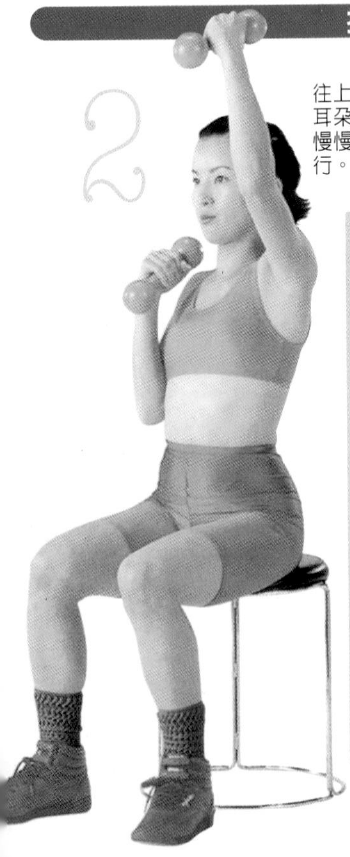

往上推的人手慢慢放下至耳朵附近時，左手的啞鈴慢慢往上推。左右交互進行。

左右交互進行

10～15回

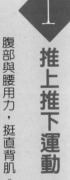

3 觀音開閉運動

要領與15頁站立進行的觀音開閉運動相同。手腕朝內側，緊緊固定，彷彿打開觀音扉似的，反覆進行開閉運動。

觀音開閉運動

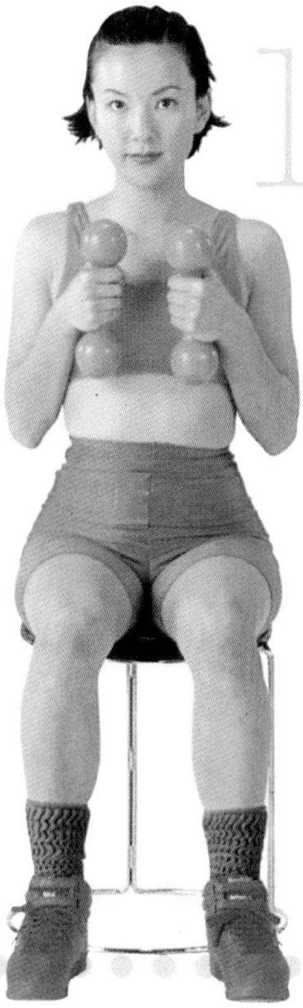

挺直頸部與背部，身體稍微前傾，固定手腕，彎曲手肘，將啞鈴拿在胸前。

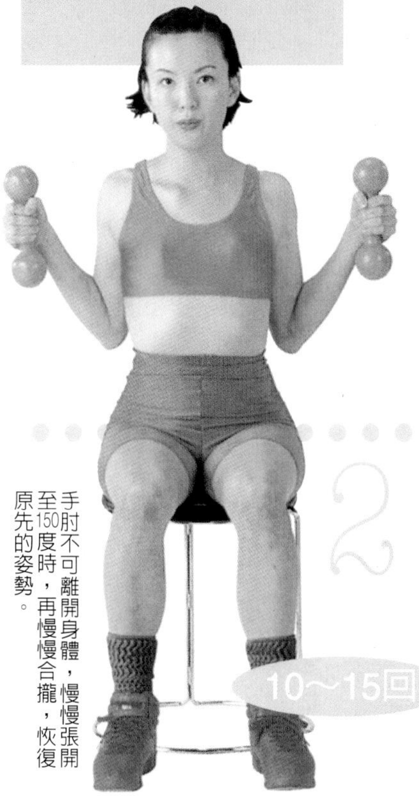

手肘不可離開身體，慢慢張開至150度時，再慢慢合攏，恢復原先的姿勢。

拉

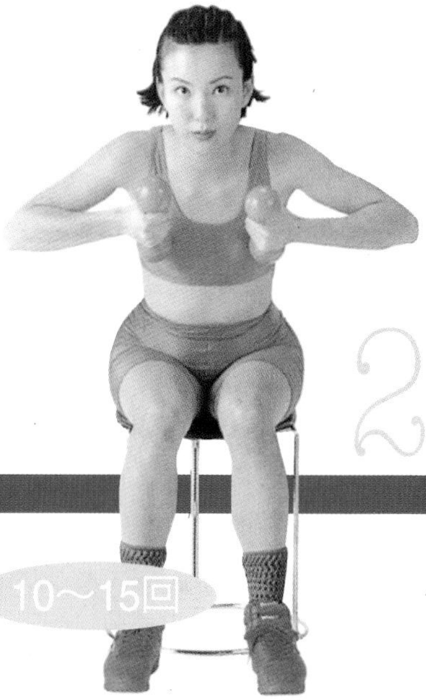

手肘朝側面伸出，雙手慢慢的靠向胸前推出，腹部用力。

2 拉上推出運動

緊握啞鈴，固定手腕來進行，這一點最重要。緊縮腹部，慢慢將啞鈴拉上推出。

捲上捲下運動

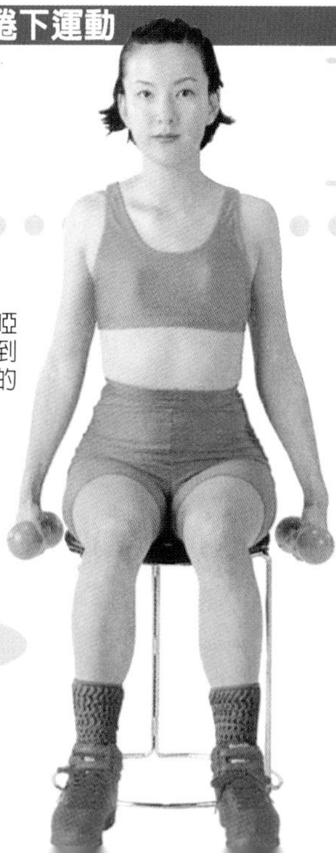

挺直背部，坐下。雙手握住啞鈴，手腕朝內側捲，固定。雙臂自然下垂。

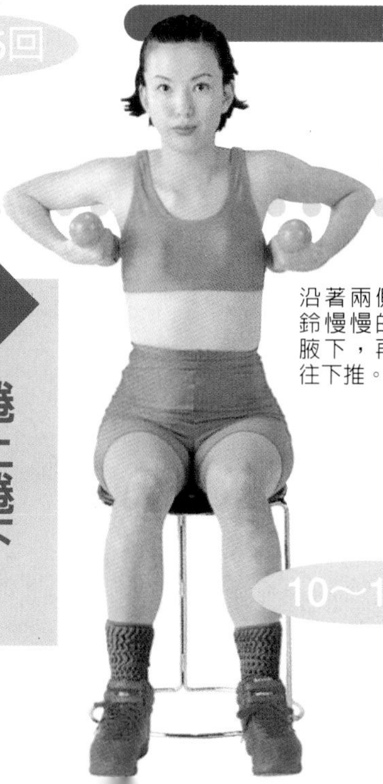

沿著兩側，將啞鈴慢慢的上捲到腋下，再慢慢的往下推。

4 捲上捲下運動

雙手同時往上捲，放下。手腕牢牢的捲向內側，往上捲或放下時，都要慢慢進行。

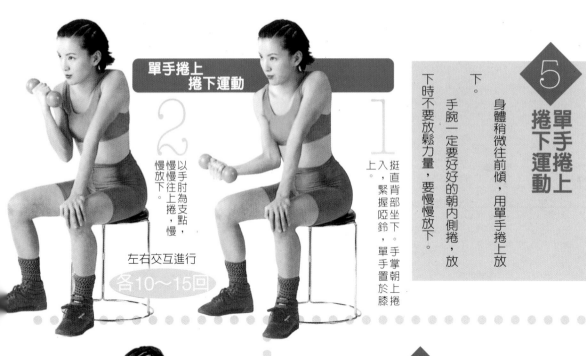

5 單手捲上捲下運動

身體稍微往前傾，用單手捲上放下。手腕一定要好好的朝內側捲，放下時不要放鬆力量，要慢慢放下。

單手捲上捲下運動

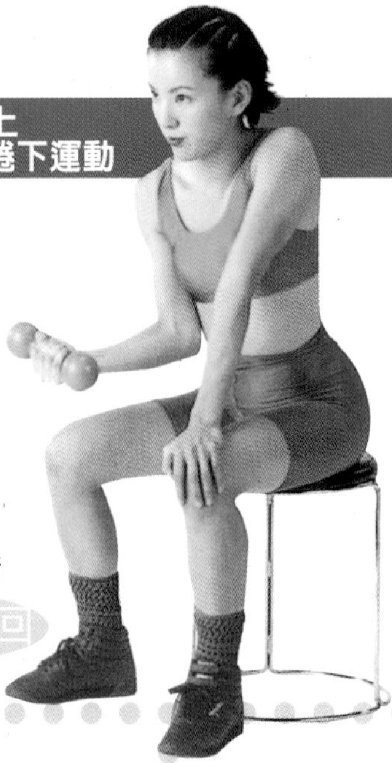

1 挺直背部坐下。手掌朝上捲入，緊握啞鈴，單手置於膝上。

2 以手肘為支點，慢慢往上捲，慢慢放下。

左右交互進行

各10～15回

6 單手拉上拉下運動

手腕伸直，手肘朝外側凸出，慢慢拉上放下。放下時以往下推的方式進行。

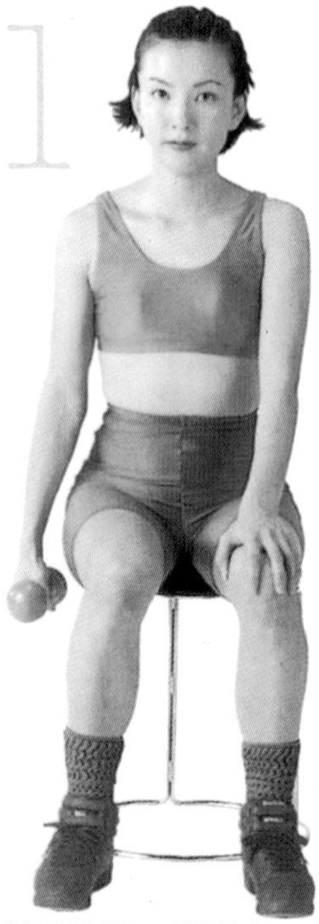

1 背部挺直坐下，手腕伸直，手背朝外側，右手緊握啞鈴，手臂自然下垂。左手置於膝上。

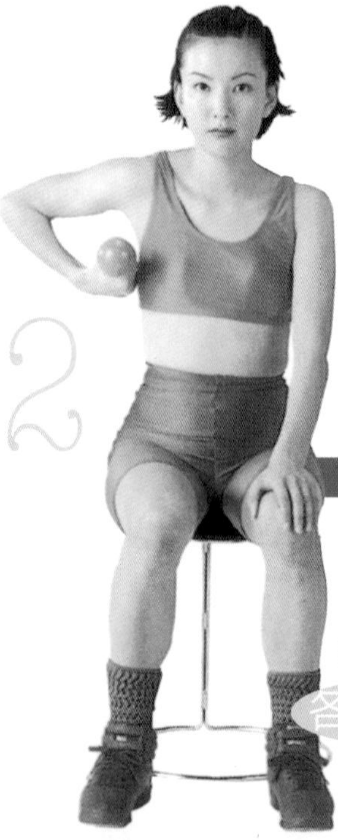

單手拉上拉下運動

2 保持此姿勢，手肘彷彿朝側面凸出似的，啞鈴往上拉至胸前，慢慢往下推。

左右交互進行

各10～15回

7 單手後方推上推下運動

往前傾一個頭的距離進行。朝後方往上擺盪時，充分伸展手臂內側的肌肉，要下意識的收縮後側的肌肉。

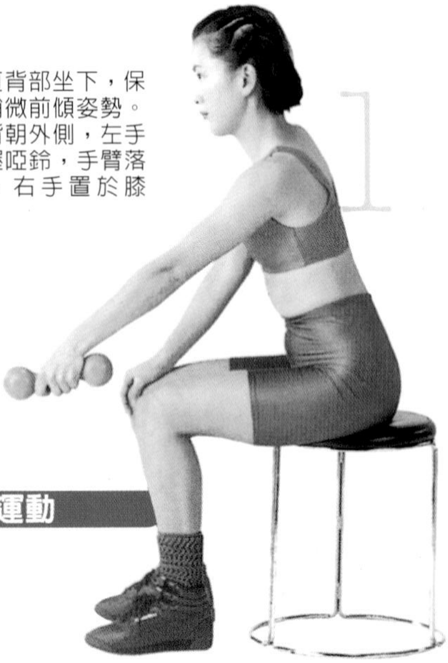

1 挺直背部坐下，保持稍微前傾姿勢。手背朝外側，左手緊握啞鈴，手臂落下，右手置於膝上。

推下運動

8 雙手伸直，上下擺盪運動

身體稍微往前傾，手臂伸直，好像往上拜似的，慢慢將啞鈴舉到頭上。

雙手伸直，上下擺盪運動

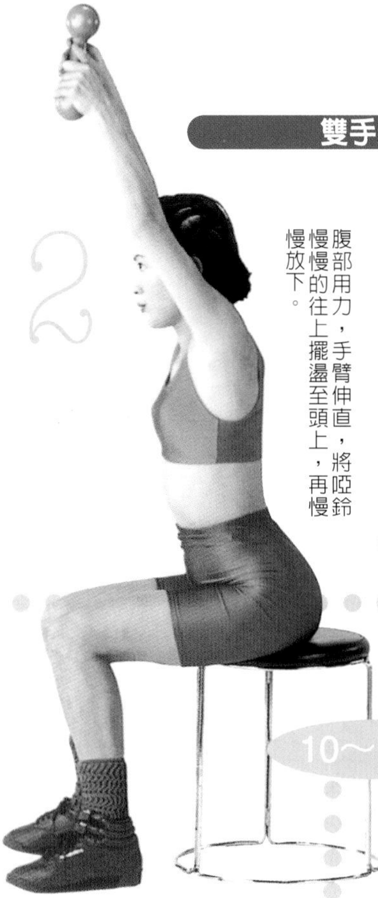

2 腹部用力，手臂伸直，將啞鈴慢慢的往上擺盪至頭上，再慢慢放下。

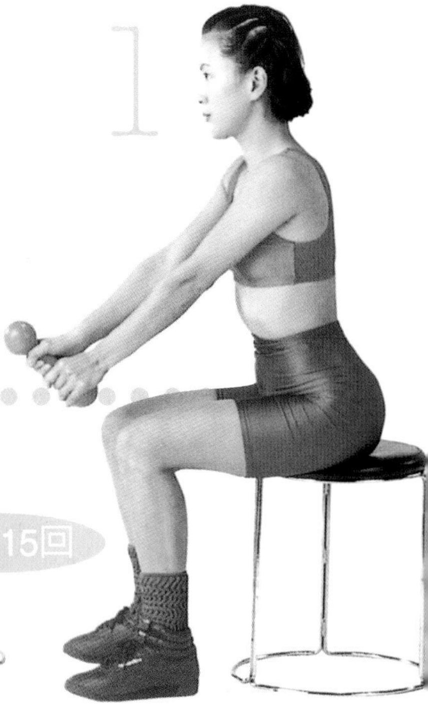

1 挺直背部坐下，身體稍微往前傾。雙手握住１根啞鈴，手臂伸直，置於膝上。

10～15回

9 雙手頭上推上推下運動

彎曲手肘，彷彿欲碰到背部似的，慢慢將啞鈴往頭上推。上推時，啞鈴直立。

（鈴木）

雙手頭上推上推下運動

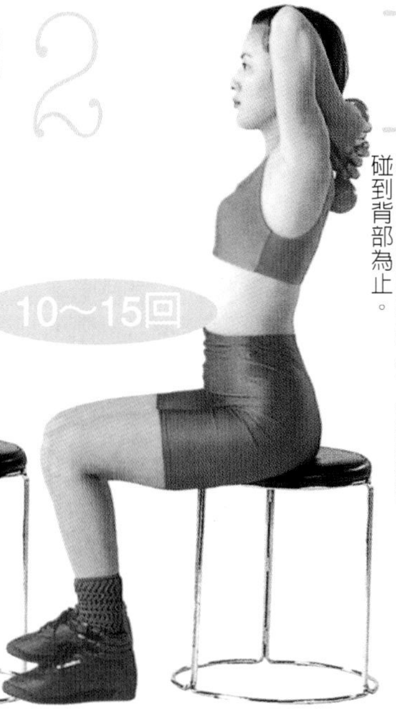

1 挺直背肌坐下，雙手握住１根啞鈴，啞鈴盡量往後倒，直至幾欲碰到背部為止。

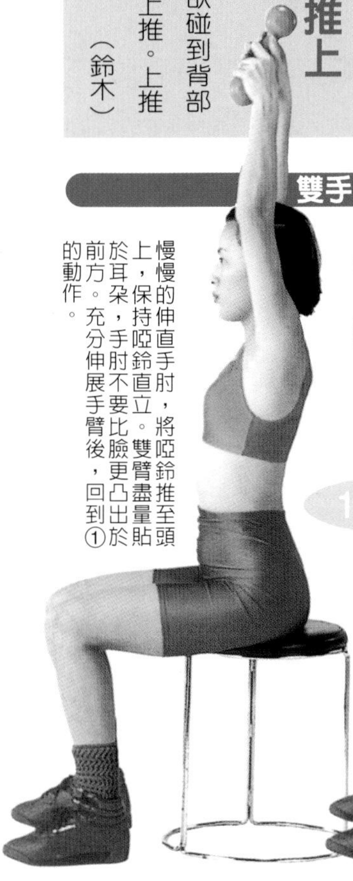

2 慢慢的伸直手肘，將啞鈴推至頭上，保持啞鈴直立。雙臂盡量貼於耳朵，手肘不要比臉更凸出於前方。充分伸展手臂後，回到①的動作。

10～15回

單手後方推上

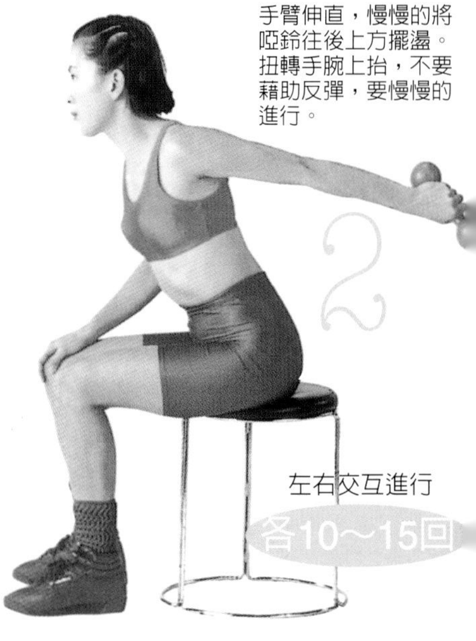

2 手臂伸直，慢慢的將啞鈴往後上方擺盪。扭轉手腕上抬，不要藉助反彈，要慢慢的進行。

左右交互進行

各10～15回

5 肌肉訓練

即使不用啞鈴，也可以鍛鍊肌肉。在旅行地沒有啞鈴或身體微恙，無法拿啞鈴時，一定要做以下的體操。

可以當作日常訓練中的一環，如果和啞鈴體操一併做，得到的效果更大。

有空閒時或就寢前，可以輕鬆的進行。

腹肌運動①

鍛鍊腹肌與背肌，收縮腹部與背部。

雙腳併攏，膝彎曲，慢慢往上抬，不斷忍耐至腹部抖動為止，效果更佳。

腳慢慢上抬，慢慢放下。

腹肌運動①

1

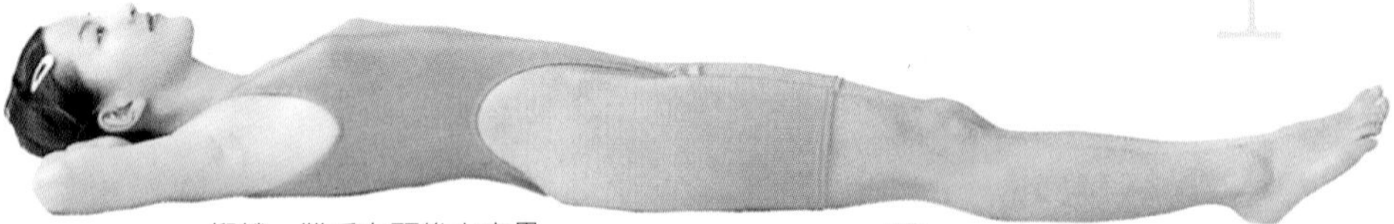

仰躺，雙手在頭後方交疊。

2

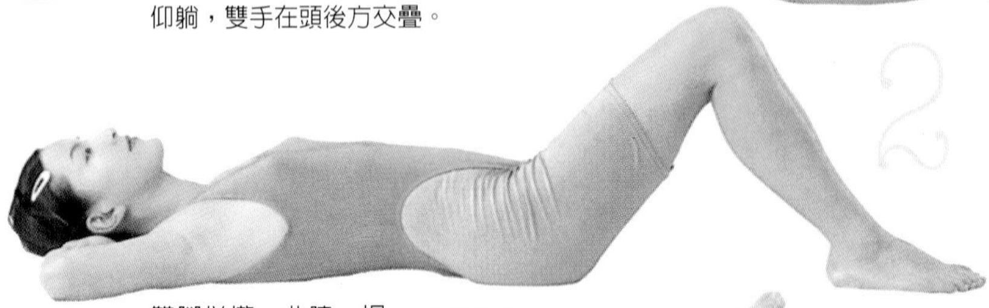

雙腳併攏，曲膝，慢慢將腿往上抬。

3

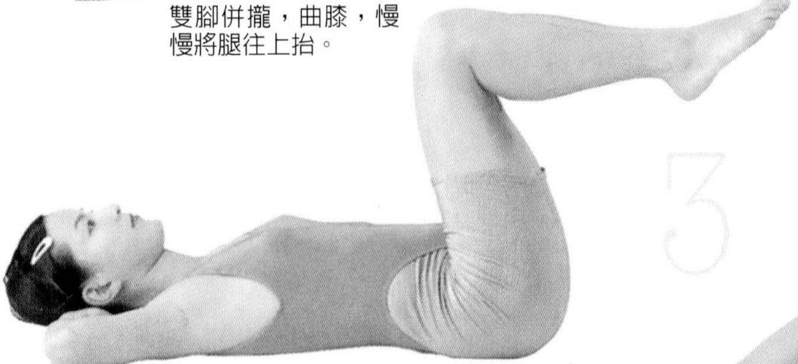

上抬呈直角後，保持此姿勢，靜止一會兒。

4

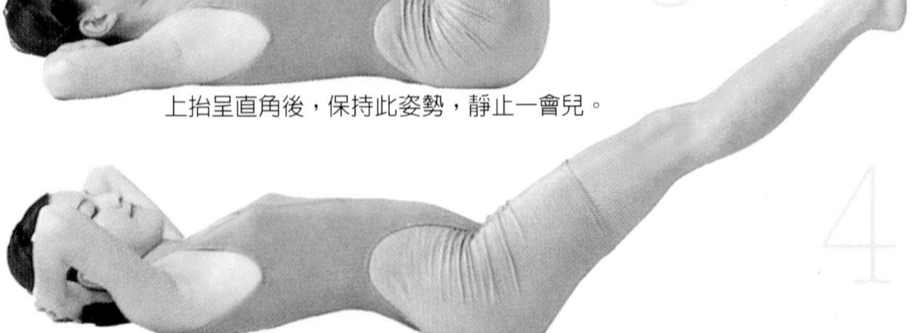

直至腹部發抖，慢慢放下，進行至感覺疲累為止。

想到時就可以嘗試去做，
是隨時隨地都可以進行的訓練。

腹肌運動③

仰躺，彷彿踩自行車的踏板似的，使腿旋轉。如此簡單的動作，卻具有極大緊縮腹部的效果。

腹肌運動③

1

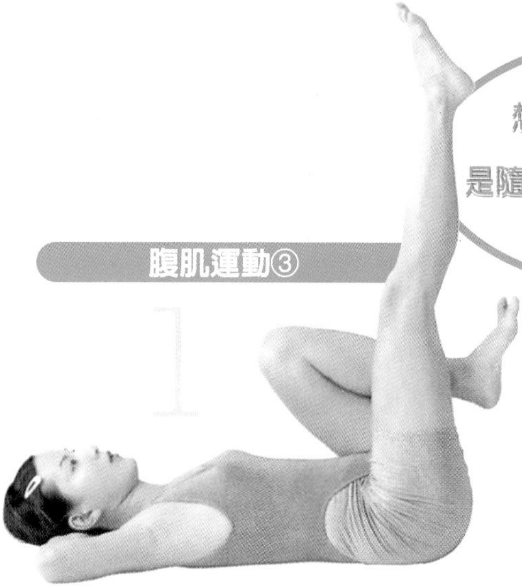

仰躺，雙手在頭後方交疊。曲膝，雙腿上抬呈直角，彷彿踩自行車的踏板似的，在空中旋轉腿。

2

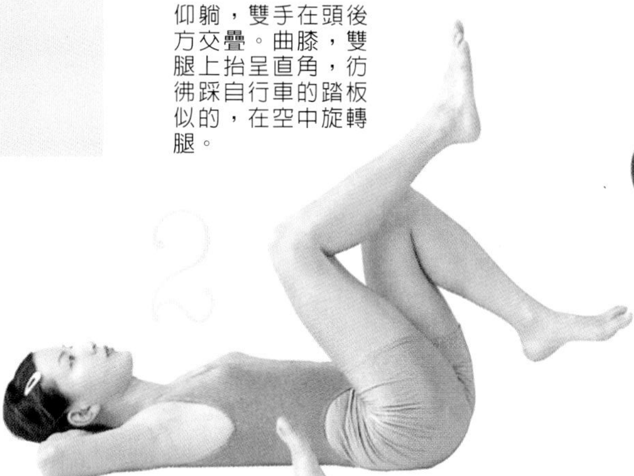

左右交互，慢慢的做彎曲、伸直動作。

3

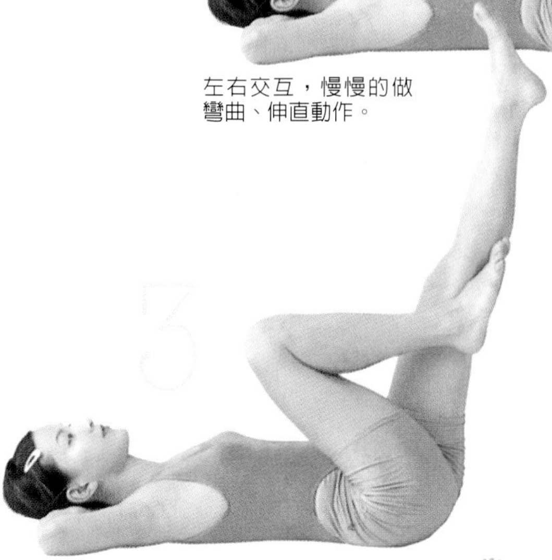

伸直的腳保持挺直。

腹肌運動②

不只腹部，也具有緊縮腰部的效果。

仰躺，雙腳併攏上抬，慢慢朝左右擺盪。仰躺進行的運動，可以當成就寢前的日課進行。

腹肌運動②

1

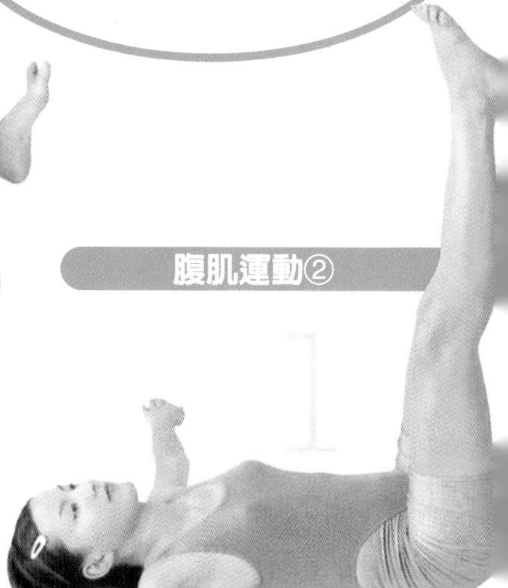

仰躺，雙手朝側面伸直，雙腿併攏伸直，上抬呈直角。

2

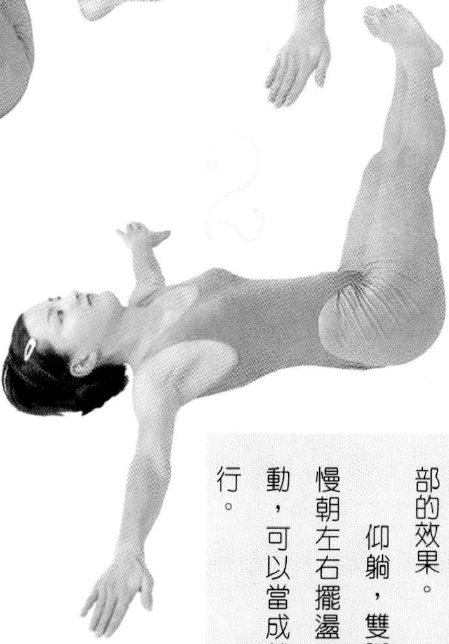

雙腿併攏，慢慢的朝左側倒，幾欲碰到地面時還原。

3

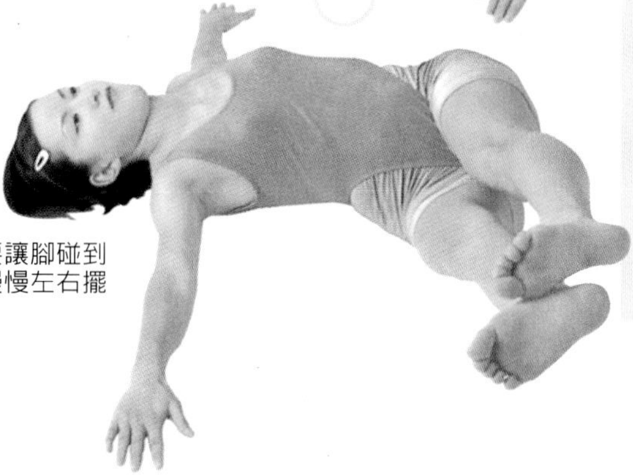

往右側倒，不要讓腳碰到地面，大幅度慢慢左右擺盪。

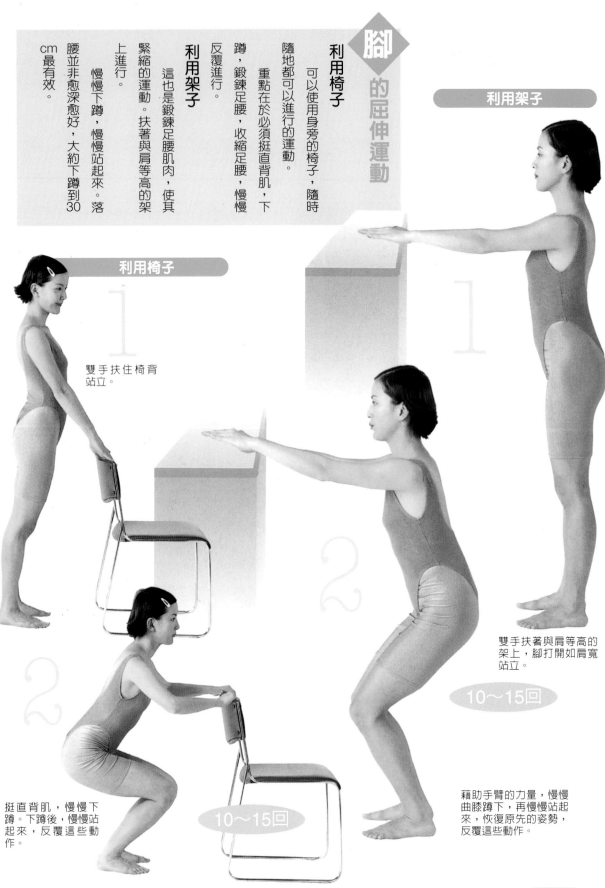

腳的屈伸運動

利用椅子

可以使用身旁的椅子，隨時隨地都可以進行的運動。

重點在於必須挺直背肌，下蹲，鍛鍊足腰，收縮足腰，慢慢反覆進行。

利用架子

這也是鍛鍊足腰肌肉，使其緊縮的運動。扶著與肩等高的架上進行。

慢慢下蹲，慢慢站起來。落腰並非愈深愈好，大約下蹲到30cm最有效。

利用椅子

1

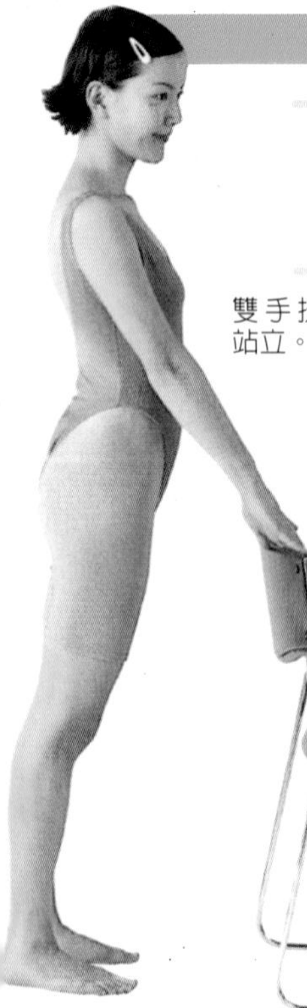

雙手扶住椅背站立。

2

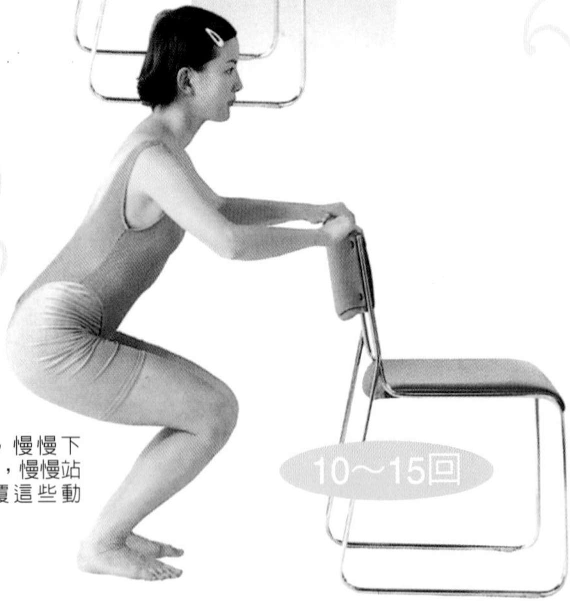

挺直背肌，慢慢下蹲。下蹲後，慢慢站起來，反覆這些動作。

10～15回

利用架子

1

雙手扶著與肩等高的架上，腳打開如肩寬站立。

2

藉助手臂的力量，慢慢曲膝蹲下，再慢慢站起來，恢復原先的姿勢，反覆這些動作。

10～15回

伏地挺身

利用椅子

鍛鍊手臂的肌肉，緊縮手臂肌肉。雙手扶住椅背，做伏地挺身的動作。也可以扶著桌子進行。

利用牆壁

手扶住牆壁，做伏地挺身的運動。此種伏地挺身，隨時隨地都可以進行。在工作疲勞時，也可以藉其轉換心情。

（鈴木）

利用牆壁

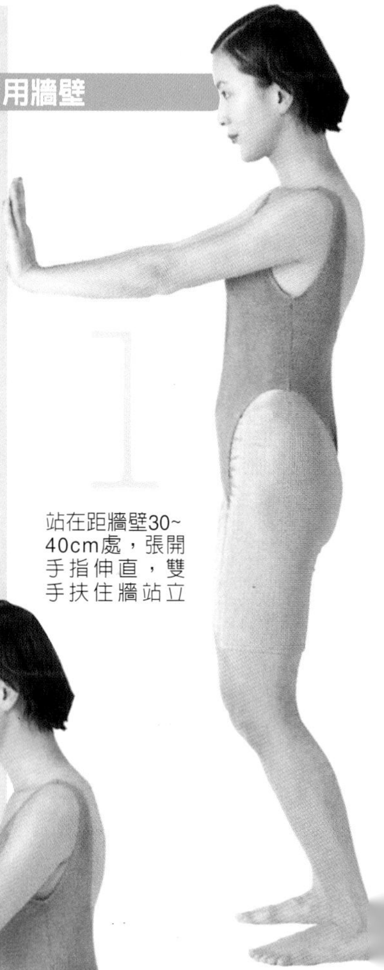

1 站在距牆壁30~40cm處，張開手指伸直，雙手扶住牆站立

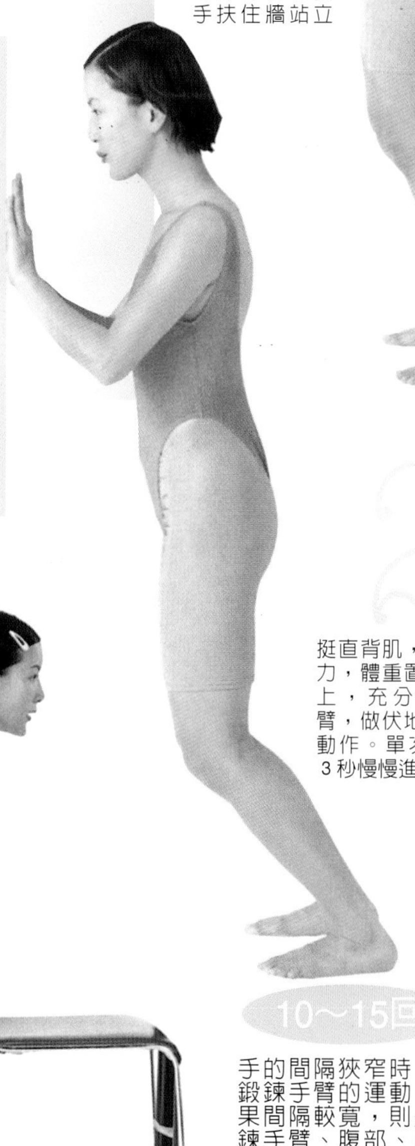

2 挺直背肌，腹部用力，體重置於手臂上，充分彎曲手臂，做伏地挺身的動作。單次花 2 ~ 3 秒慢慢進行。

利用椅子

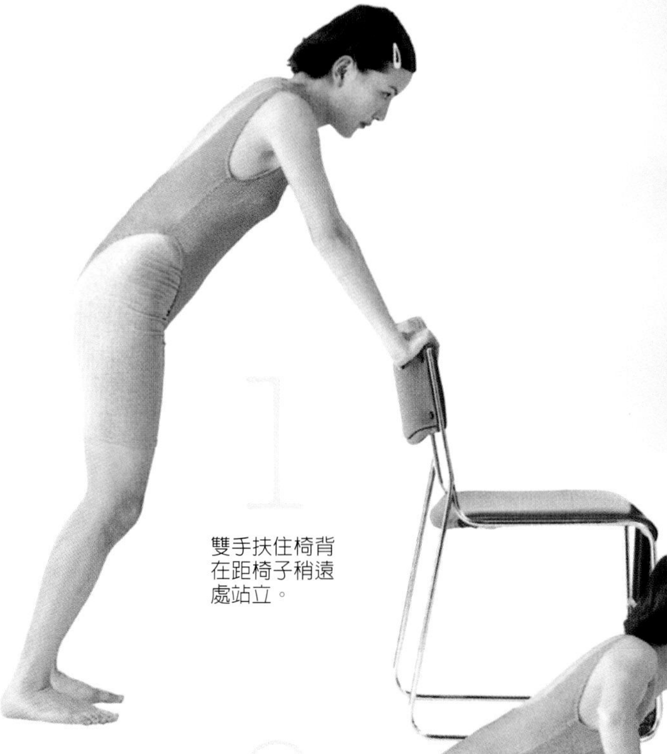

1 雙手扶住椅背在距椅子稍遠處站立。

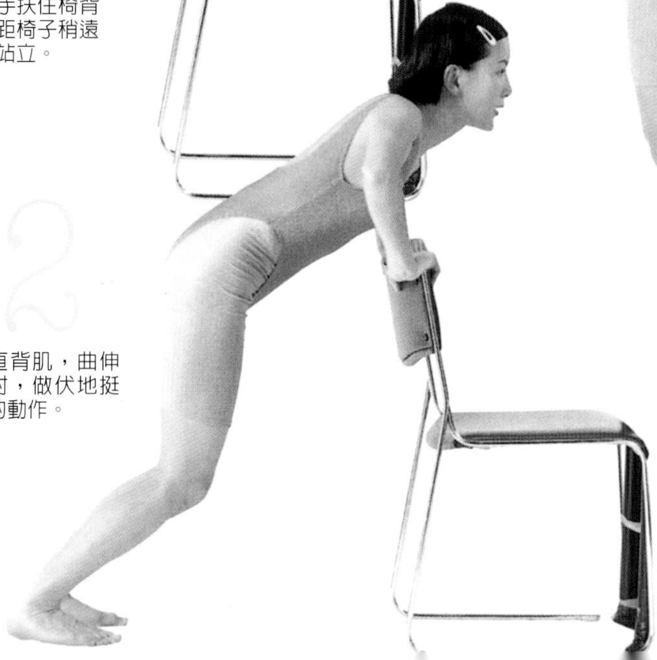

2 挺直背肌，曲伸手肘，做伏地挺身的動作。

10～15回

手的間隔狹窄時，是鍛鍊手臂的運動，如果間隔較寬，則是鍛鍊手臂、腹部、胸部的運動。

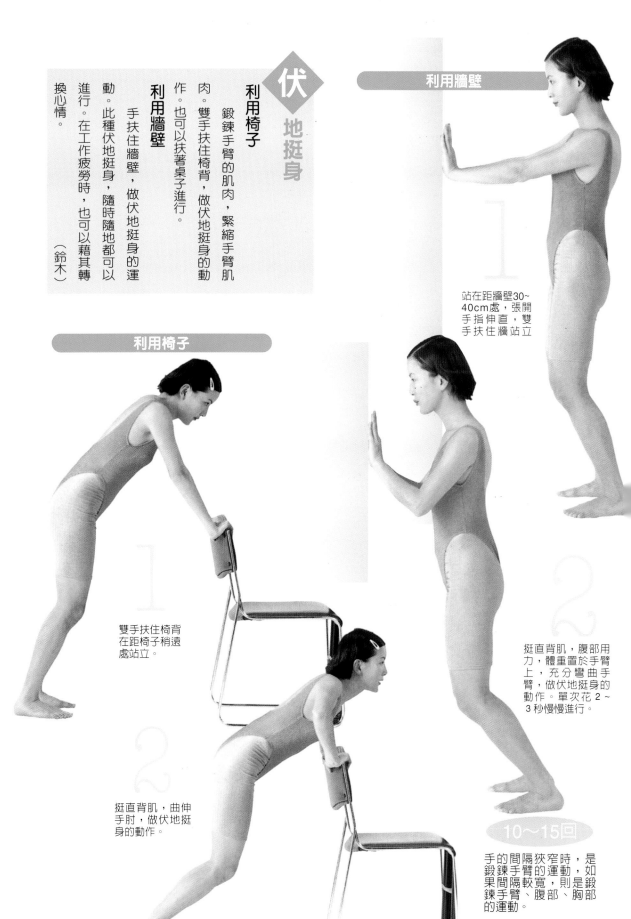

圖解・容易附著脂肪的部位

「最近腹部好像凸出了」或「臉有點變圓了」，此即肥胖。因為肥胖開始大都是某部位的贅肉明顯出現的時候。

雖有個人差異，但贅肉最易附著的仍是腹部、側腹、臀部及大腿周圍。如果放任贅肉不管，那麼雙臂及臉頰、頸部後側，最後都會有脂肪附著。

為什麼這些部位容易有贅肉附著呢？因為我們的身體有促進脂肪合成的物質（胰島素等）及促進脂肪分解的物質（降腎上腺素等）。

容易肥胖的人，脂肪合成系列平衡失調，而且腹部等血管發達處，以豐富的營養為材料，便會旺盛的進行脂肪合成的運動。

不光是肥胖的人，此部位的贅肉即使是在標準體重以下的人，仍然會很在意。就體形而言，注意的不應該是體重，而是全身的平衡。

從側面看，脂肪容易附著的部位

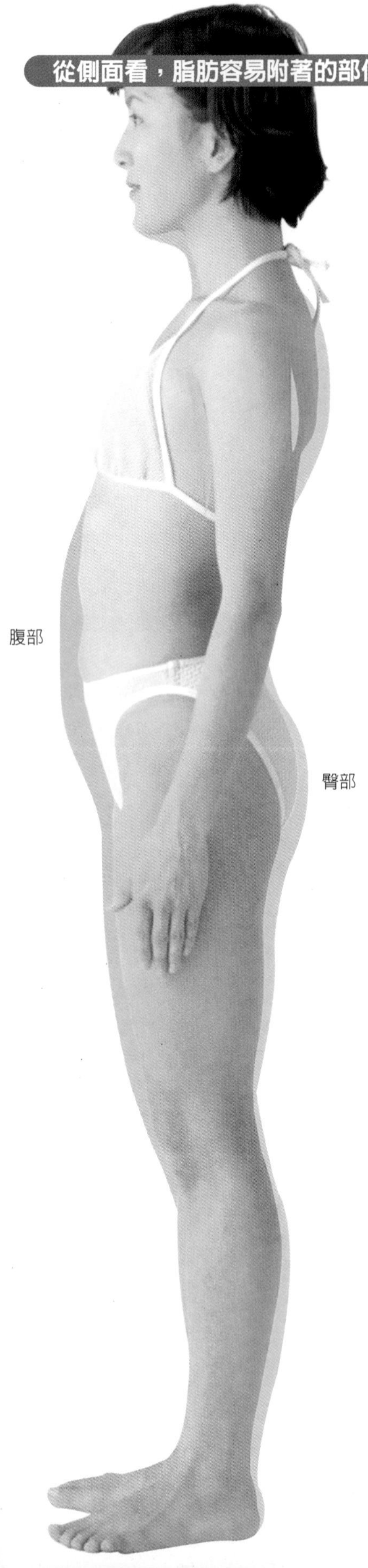

脂肪容易附著的部位是腹部、側腹、臀部和大腿，接著是雙臂、臉頰、頸部。

那麼如果只想讓某部位變得苗條，該如何做才好呢？基本上就是要做運動。胖的人雖然必須限制，但是想藉由控制飲食獲得苗條身材是很困難的。

運動可以藉著集中活動想瘦部分的肌肉，使得在意的脂肪成為熱量燃燒掉。肌肉發達時，就能緊縮腰部和臀部，全身產生緊張感與彈性。

上述分解脂肪的物質，在運動使用肌肉時，便會充分發揮作用。

另一方面，運動是從內部活動肌肉，燃燒脂肪，而來自外部的肌肉刺激，可以燃燒脂肪的，就是按摩。按摩具有與運動同樣的作用，能去除贅肉。

輔以此兩種方法，能夠有效燃燒脂肪的即穴道刺激及泡澡。泡澡能促進身體機能代謝，具有提高熱量消耗的作用。泡澡後，體溫上升，開始流汗，這是因為熱量成為熱而發散掉的緣故。穴道刺激能夠使此穴道的功能順暢，促進脂肪的分解。

接著具體敘述的「只有想瘦的部位變苗條」的方法，以上述的①運動、②按摩、③穴道刺激、④泡澡為主，加以說明。

（伊藤）

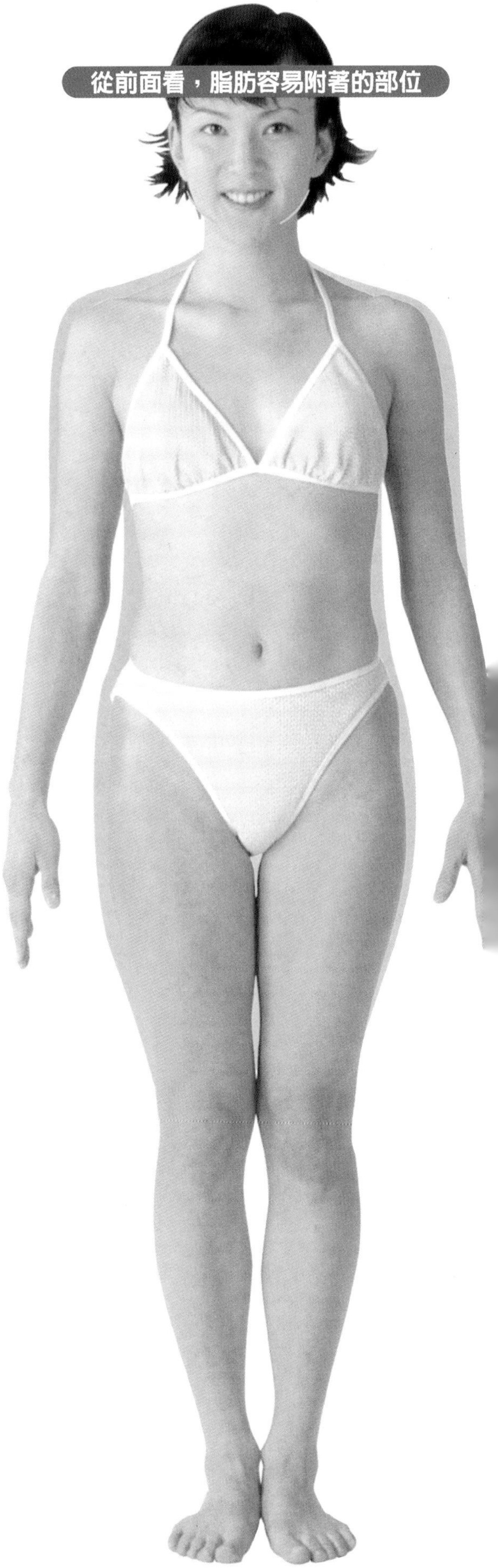

從前面看，脂肪容易附著的部位

① 去除腹部的贅肉

收縮凸出的腹部，緊縮鬆弛的腹部，運動非常有效。脂肪容易附著在腹部，也是容易去除脂肪的部位，所以一定要好好做運動。

復運動

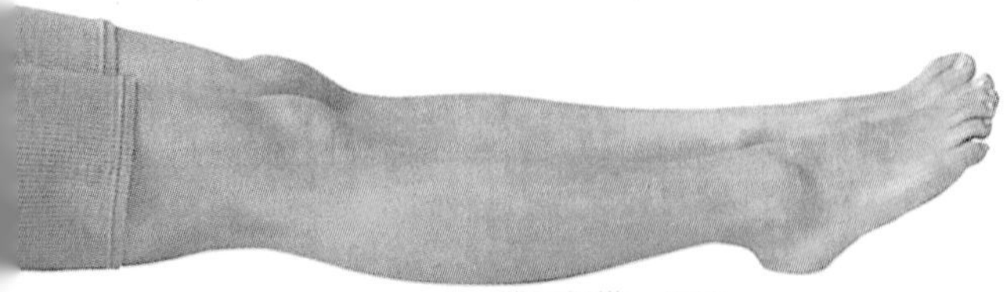

雙腳併攏，仰躺。

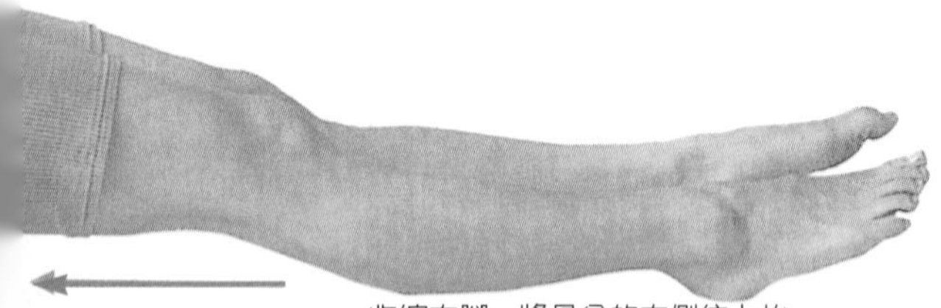

收縮右腳，將骨盆的右側往上抬。
脫力後，左腳也以相同的要領進行。

去除腹部贅肉的運動

去除腹部贅肉，首先要做腹肌運動。

①仰躺，雙手在頭後方交疊。

②腳抬高至45度，最初可能很難抬起，一旦習慣後，上抬的腳靜止3~5秒鐘，直到腹肌開始顫抖時再放下。

任何一種情況最初都要進行10次，每天增加次數，以20次為目標。

③進行挺起上身運動。從1的姿勢開始，挺起上身，直到腹肌顫抖為止。花3~5秒鐘，回到原先的姿勢。如果很難做到，只將頭上抬

去除腹部贅肉運動 ①

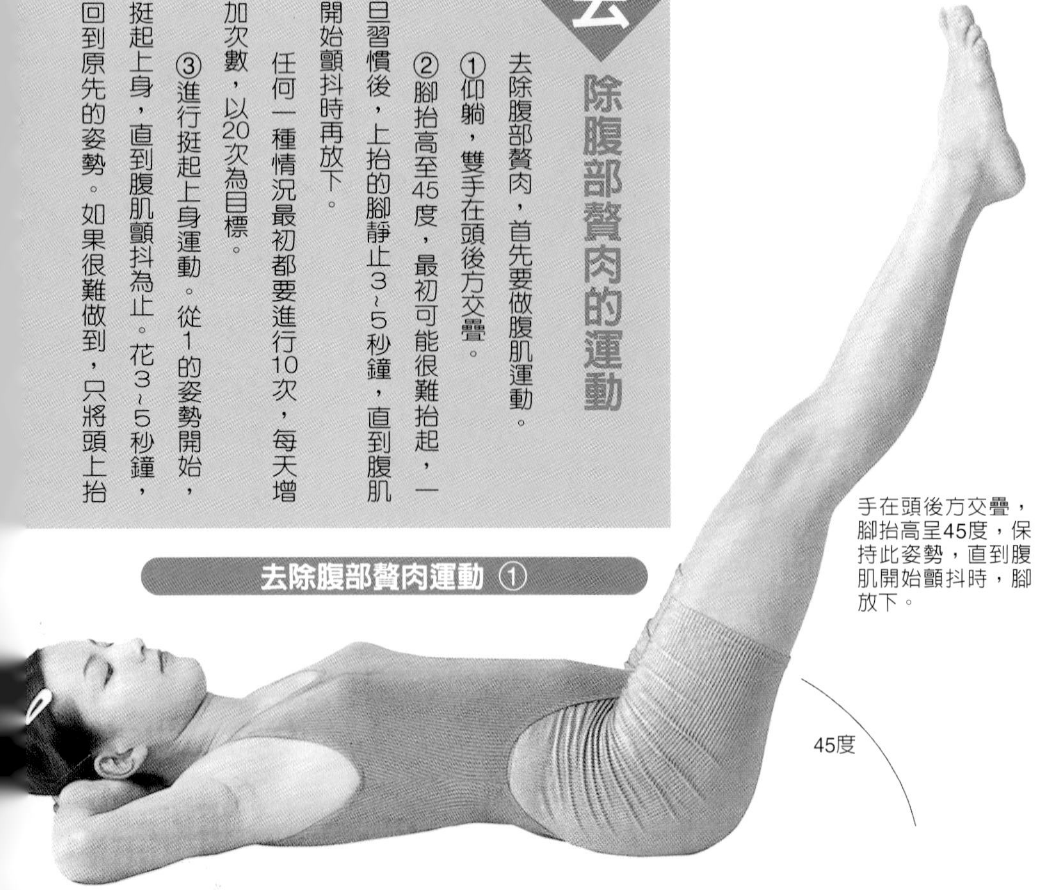

手在頭後方交疊，腳抬高呈45度，保持此姿勢，直到腹肌開始顫抖時，腳放下。

強化腹肌的體操，
搭配腹式呼吸進行，
更能提高效果。

1

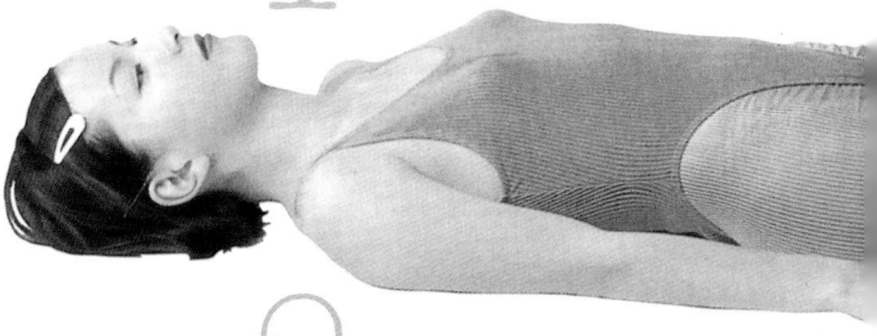

2

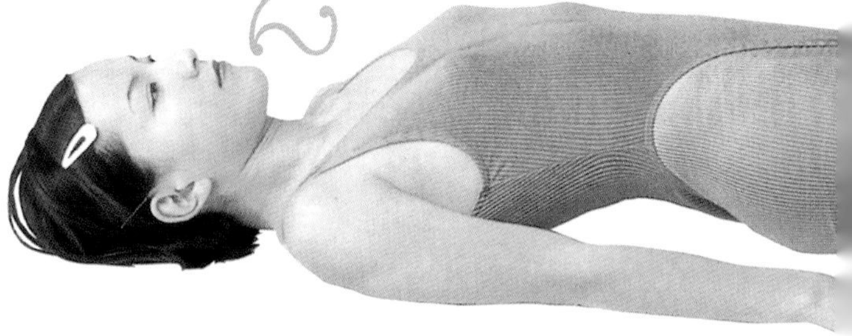

也無妨。從10次開始，做到20次即可。挺起上身運動及抬腳運動，只進行其中一種也可以。

此外腹式呼吸對於鍛鍊腹肌也有效。就寢前，躺在床上，手置於肚子上，確認肚子的起伏，進行練習。吸氣時，腹部緩緩膨脹；吐氣時，肺中空氣全部吐出，直到腹部完全收縮為止。吐氣須花吸氣的兩倍時間進行。

立位或坐位練習時，要將背肌挺直，放鬆肩膀的力量。學會腹式呼吸，腹部就不易有脂肪附著，亦有助於維持健康。

去除腹部贅肉運動 ②

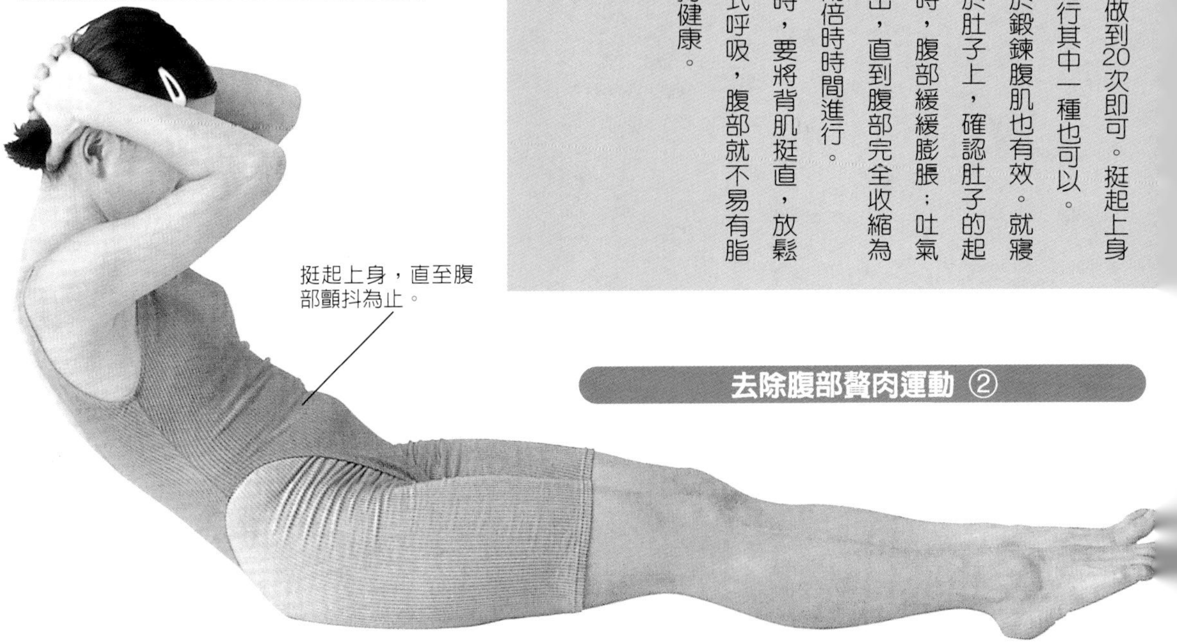

緊縮側腹運動

欲緊縮腰圍，必須做腹肌運動，同時活動側腹的肌肉（腰方肌）也很重要。欲完全去除腹部前面與側面的脂肪，可以進行利用側腹肌肉將骨盆上抬的運動。

①雙腳併攏，仰躺，放輕鬆。

②右腳彷彿要靠向體側似的，從股關節開始往上抬。此時右側骨盆會朝上。

③左腳也以相同的要領進行。左右腳各進行10次。

（伊藤）

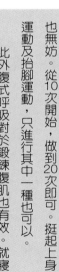

② 緊縮腰圍的按摩

去除腹部贅肉，運動有效果，但是按摩能夠發揮效果的，也是這部位的脂肪。與泡澡一併進行更有效，可以在泡澡時或泡澡剛過後進行。

穴道找尋法

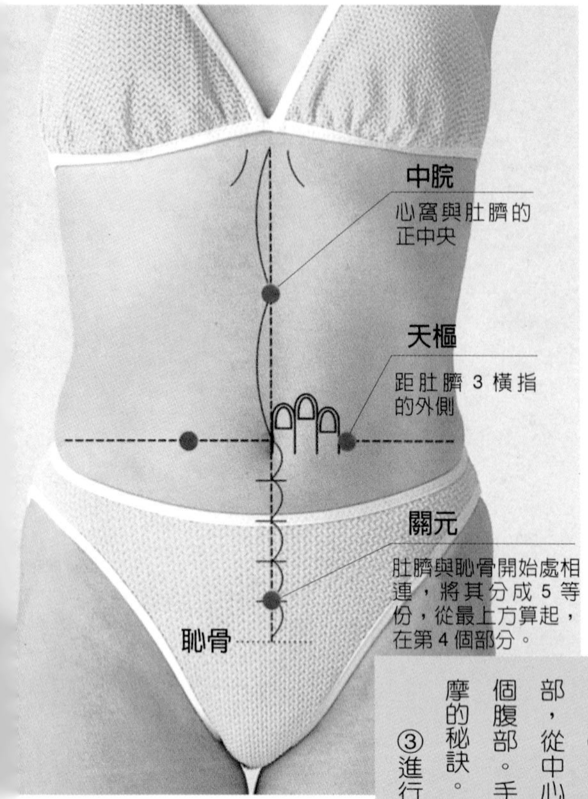
中脘
心窩與肚臍的正中央
天樞
距肚臍 3 横指的外側
關元
肚臍與恥骨開始處相連，將其分成 5 等份，從最上方算起，在第 4 個部分。
恥骨

去除腹部贅肉按摩

首先輕輕摩擦想要按摩的部分，放鬆肌肉的緊張，再給予真正的刺激，此為基本要領。

①雙手手掌從左右貼合腹部。

②保持此姿勢，從腹部外側朝中心部，從中心部朝外側，手掌往返摩擦整個腹部。手不要過度用力，才是高明按摩的秘訣。

③進行揉出脂肪的動作，從肚臍周圍到側腹的贅肉，雙手用力抓住揉捏，或用雙手稍微緊捏，給予刺激，以不會感覺疼痛的刺激為主。與運動相同，能夠刺激脂肪組織，具有提高脂肪燃燒的效果。

以上按摩，1次進行3~5分鐘。按摩或運動都不可能立刻出現效果，要很有耐心的持續下去，相信在2~3週後，一定有效。

去除腹部贅肉的按摩

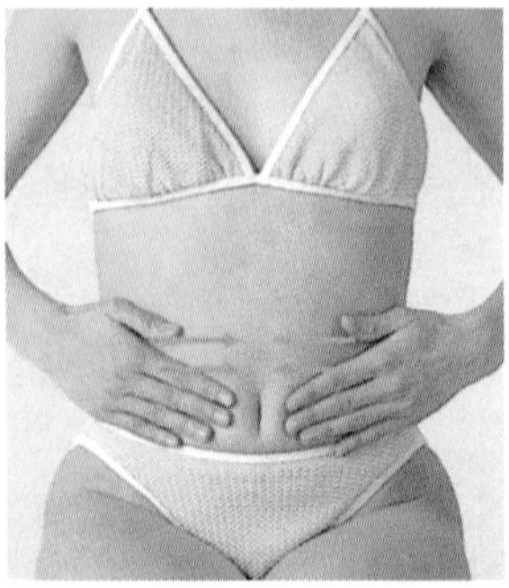

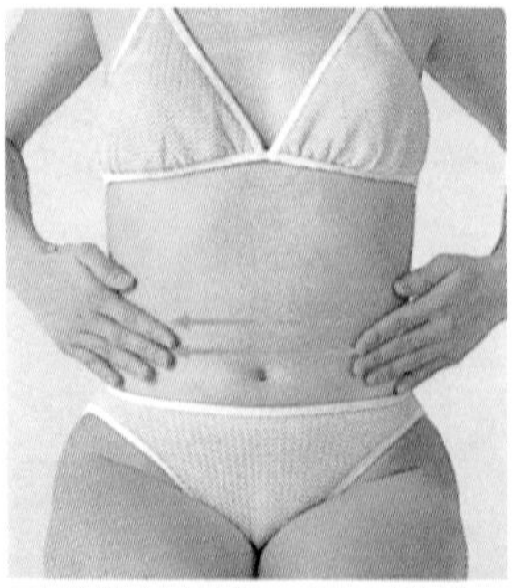

手掌貼於腹部，從外側朝內側，從內側朝外側，反覆摩擦。

摩擦整個腹部後，揉捏贅肉，

盡量在泡澡時進行。

去除腹部贅肉的穴道指壓

穴道指壓不可能去除贅肉，但卻有提高按摩或運動效果的作用。在此使用的是腹部的三個穴道。

穴道指壓的方法

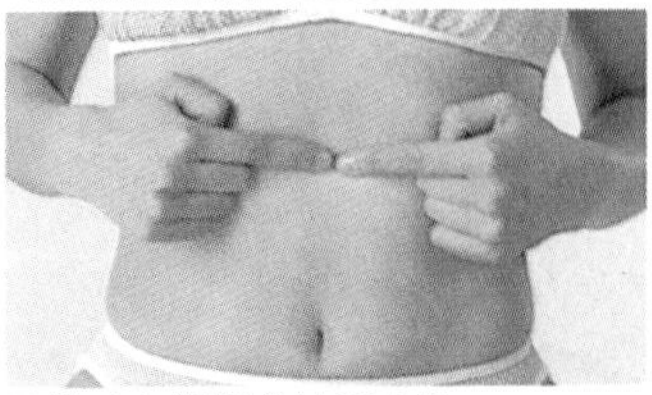

用雙手食指對合按摩中脘。

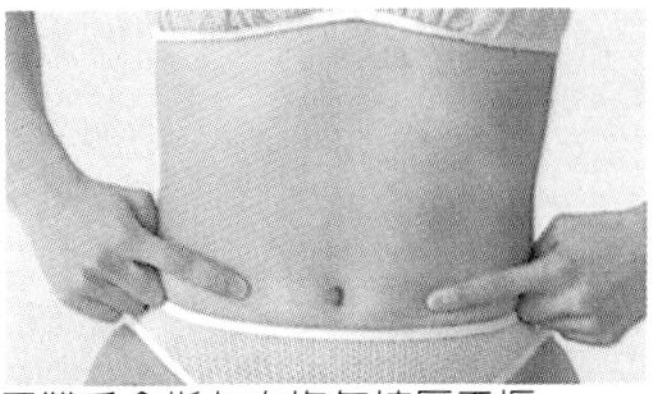

用雙手食指左右均勻按壓天樞。

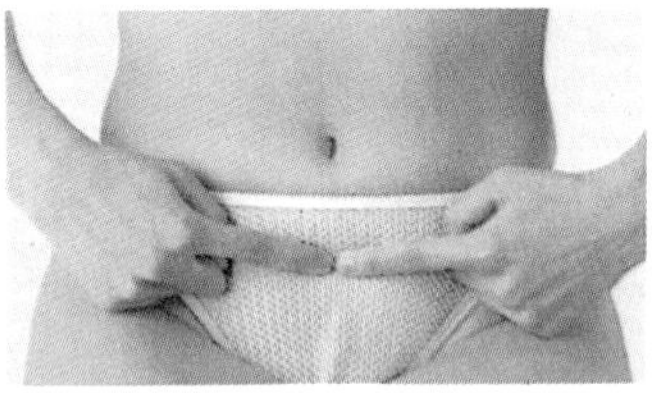

與中脘相同，用雙手食指按壓關元。

穴道的找尋法與按壓法

中脘……胃正上方的穴道，位於肚臍與心窩連結線的中央。與胃的關係密切。可以用來治療胃炎、胃痛或胃弱等。

利用雙手食指或中指指尖慢慢按壓2~3秒鐘。

天樞……肚臍左右4cm（3橫指寬）外側的穴道。主要是與消化系統功能有關的穴道。因為位於肚臍兩側，所以要用雙手食指左右均衡的指壓。

關元……下腹部的穴道。將肚臍與恥骨開始的部分相連，該線分成5等份，從上方算起的第4個部分就是關元。

關元也稱為產生元氣穴，仍是用雙手中指或食指指壓。

每個穴道均按壓10次。以腹部會陷凹2~3cm的程度進行指壓。

（伊藤）

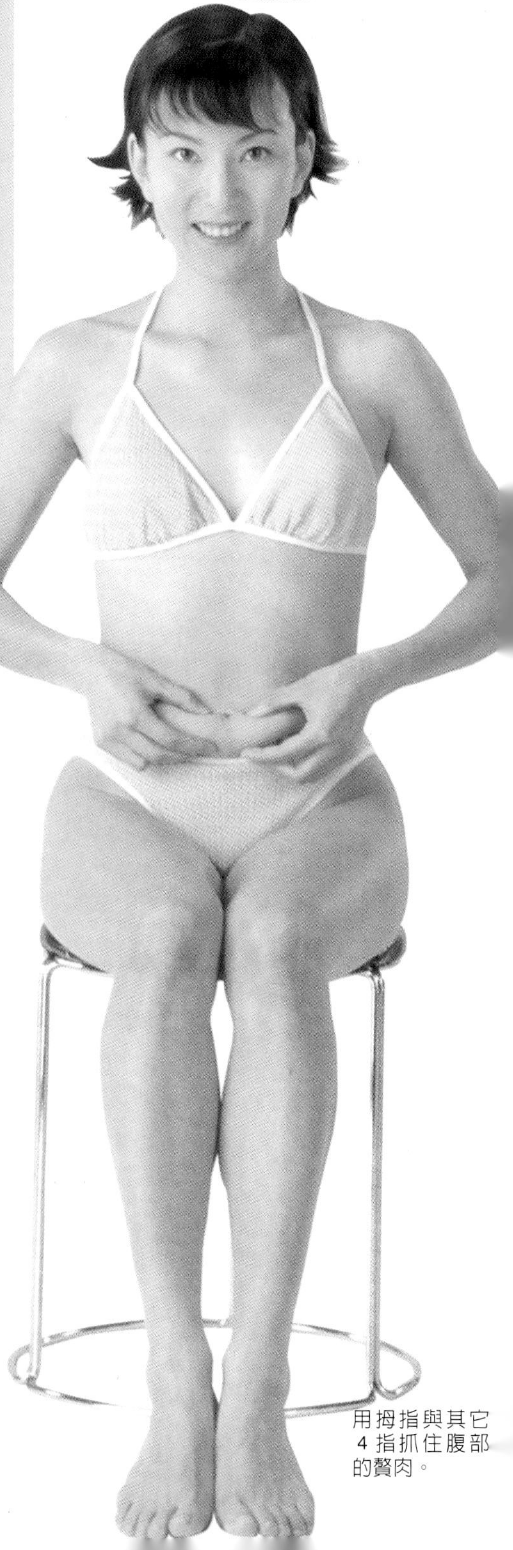

用拇指與其它4指抓住腹部的贅肉。

① 大腿變細，創造腿部曲線美

國人的體型逐漸變好，但與歐美相比，下半身仍然較肥胖，看起來比較重。

可能因為此緣故，現代女性都希望腿變細。

要使大腿變細，最有效的方法就是做運動，充分活動腿。

有人擔心運動會不會反而使腿變粗，其實端視運動的種類而定。

如騎自行車的選手，競爭瞬發力的運動，每天長時間進行，每根肌肉都會變粗，大腿自然也會變粗。

但若是需要持久力，慢慢進行的運動，能夠燃燒多餘的脂肪，反而能使腿變細，最好的例子就是馬拉松選手。

在此所介紹的運動，也是以讓

腿的上下運動

坐在椅子上做簡單腿的運動。具有緊縮大腿前方股四頭肌的作用。

①坐在椅子上，放輕鬆。

②腿上抬至腳的水平角度，慢慢的放下，反覆做10次。不要突然上抬，重點是要慢慢進行到腿的肌肉發抖為止。

腳脖子上放置1kg的重物，如砂糖袋等來進行，效果更佳。

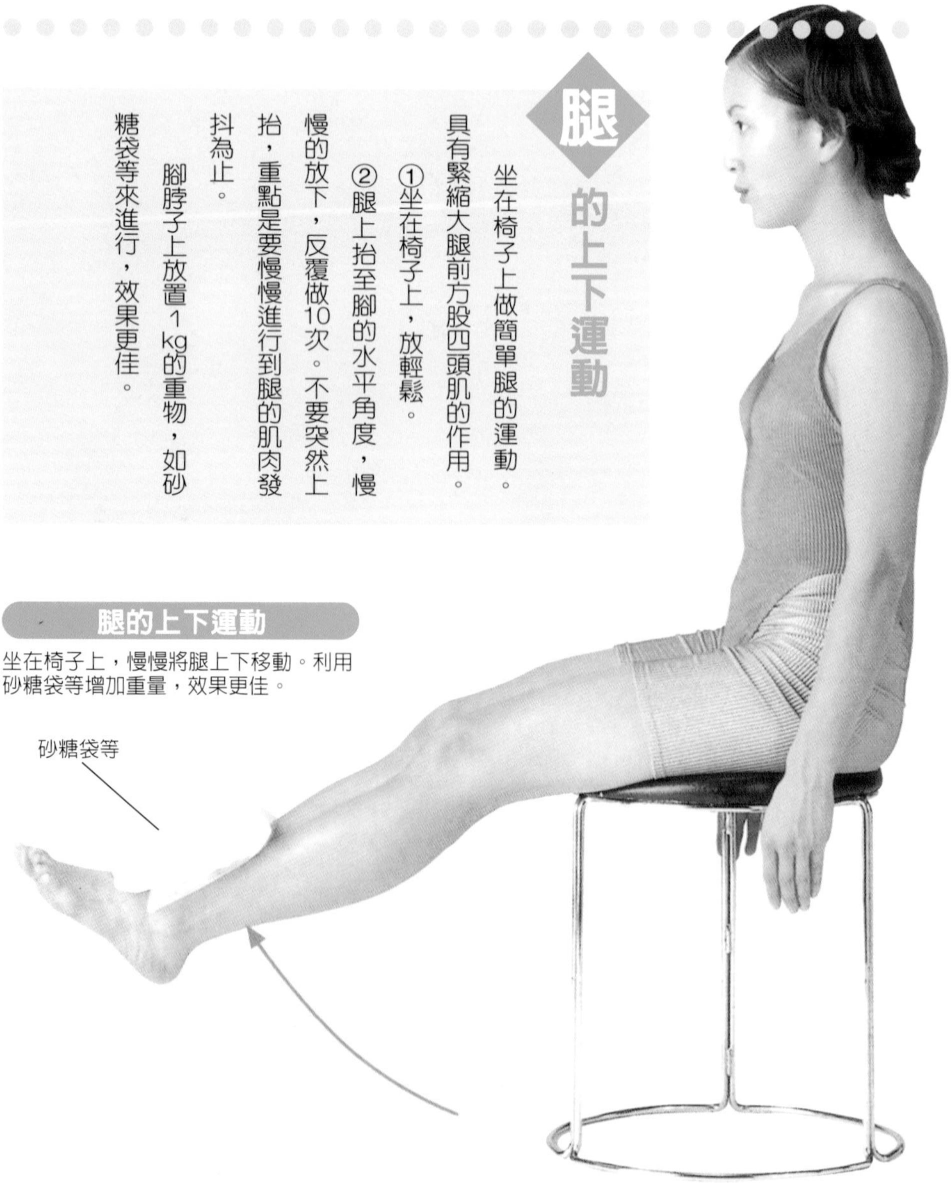

腿的上下運動

坐在椅子上，慢慢將腿上下移動。利用砂糖袋等增加重量，效果更佳。

肌肉緊張為目的，慢慢進行。每天持續做，即能使大腿變細。

坐在椅子上，腳抬高至水平位置，秘訣在於盡量慢慢進行。

拍臀

這也是伸展股四頭肌的運動。

①伏臥，雙手在下巴交疊。

②用左腳的腳跟輕拍臀部。

③進行10次後，右腳也進行10次。

腳跟接近臀部時，要充分伸展肌肉。

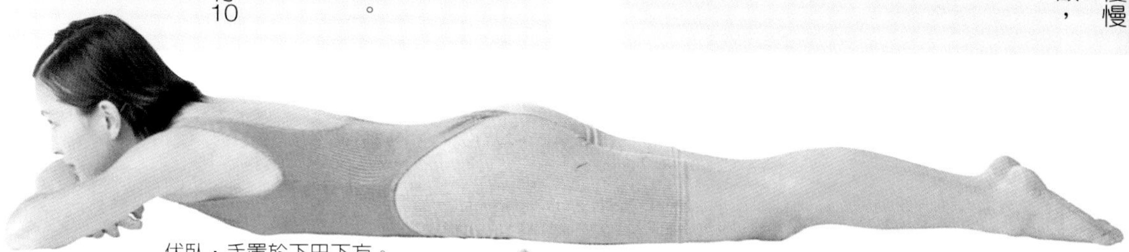

伏臥，手置於下巴下方。

拍　臀

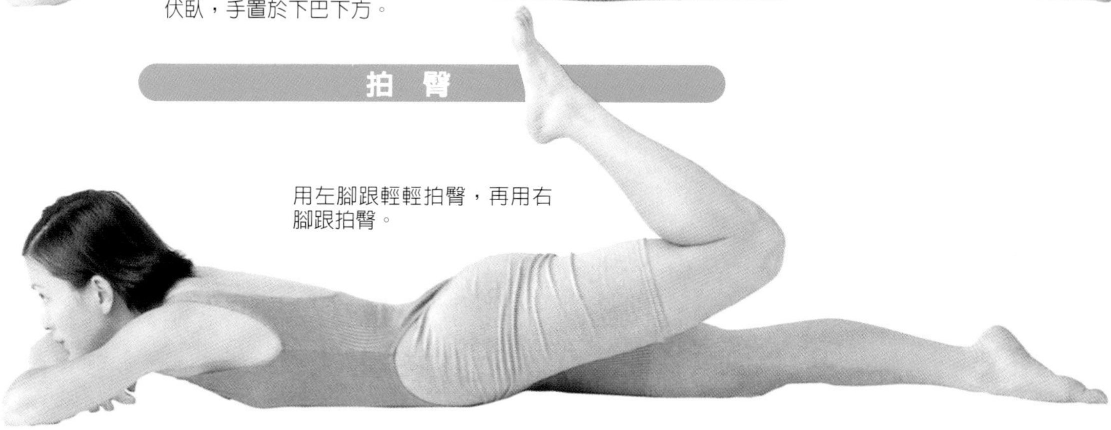

用左腳跟輕輕拍臀，再用右腳跟拍臀。

單足開腳

使大腿側面變細的運動。

①仰躺，慢慢的將右腿朝側面張開，慢慢的還原。

②右腿進行的方式相同，左右各做10次。

（伊藤）

單足開腳

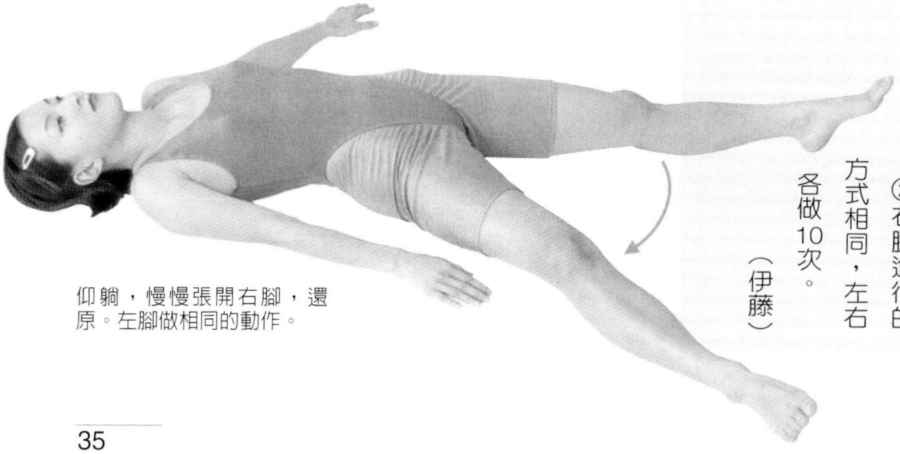

仰躺，慢慢張開右腳，還原。左腳做相同的動作。

②使大腿變細的按摩

欲使大腿變細尚有一個方法，即按摩。

泡澡後或夜晚就寢前進行，能夠消除疲勞。

大腿按摩

基本上無論是按摩身體的哪一個部分，都要從末端部朝身體的中心進行。

①雙手手掌貼於大腿，彷彿蓋住大腿似的。

②從膝關節到大腿根部，輕輕將皮膚往上摩擦，此謂輕擦法按摩，能夠使得血液和淋巴液循環順暢，去除疲勞物質，且對於接下來真正的按摩也具有效果。做5次，將整個大腿往

按摩的方法

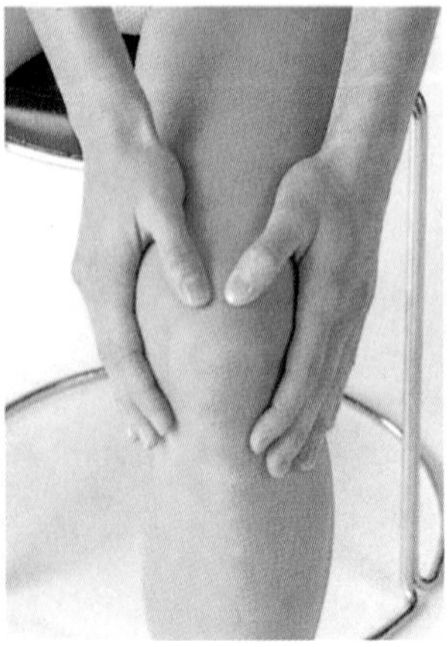

用雙手蓋住膝，抓住膝，用力揉捏。

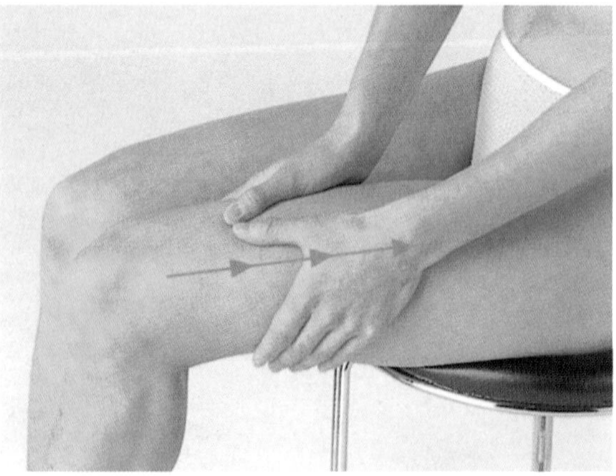

手掌緊密貼合，由膝往上，將大腿朝上方摩擦。

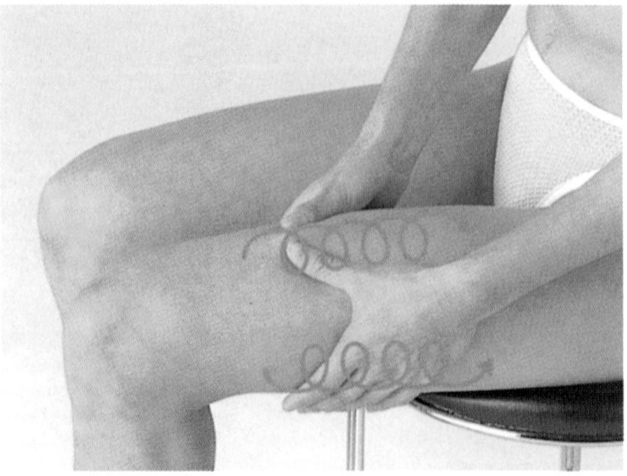

用拇指和4根手指一邊畫圓，一邊按摩大腿。

使大腿變細的穴道指壓

能夠提高體操和按摩效果的，就是指壓大腿的兩個穴道。

上摩擦。

③其次，進行真正肌肉刺激的按摩。

用拇指與其它4指，彷彿用力捏大腿似的，用手抵住，用拇指和4根手指，如畫小圓般，由膝往上，進行按摩。手腕很有節奏的移動，就能夠按摩得很順利。每處各畫2~3次圓，慢慢將手往上方移動。

畫圓的同時，肌肉也會放鬆，因此不要過於用力。若肌肉疼痛殘留至翌日，即表示太過用力了。

④利用③的方法，大腿的前面、側面、後面都要仔細按摩，總共進行5~6次就足夠了。

⑤最後是膝的按摩。此部位一旦變細，整條腿看起來變得十分修長，所以不要忘記進行按摩。

雙手捏住膝，整個手掌彷彿畫大圓似的按摩。左右各進行5~6次。

用拇指與其他4指的指腹如畫小圓般，對大腿進行按摩。

穴道的找尋法與按壓法

委中……膝後側形成皺紋正中央的穴道。按壓時會產生壓痛感。用拇指按壓其附近來找尋穴道吧！雙手中指按壓2~3秒鐘，直至稍微感覺疼痛為止再放開，左右各進行10次。

血海……大腿內側的穴道，對於四肢冰冷症、生理不順等婦科疾病，具有卓效的穴道。從膝蓋至大腿內側，斜後方會有強烈壓痛感，用拇指按壓10次。

（伊藤）

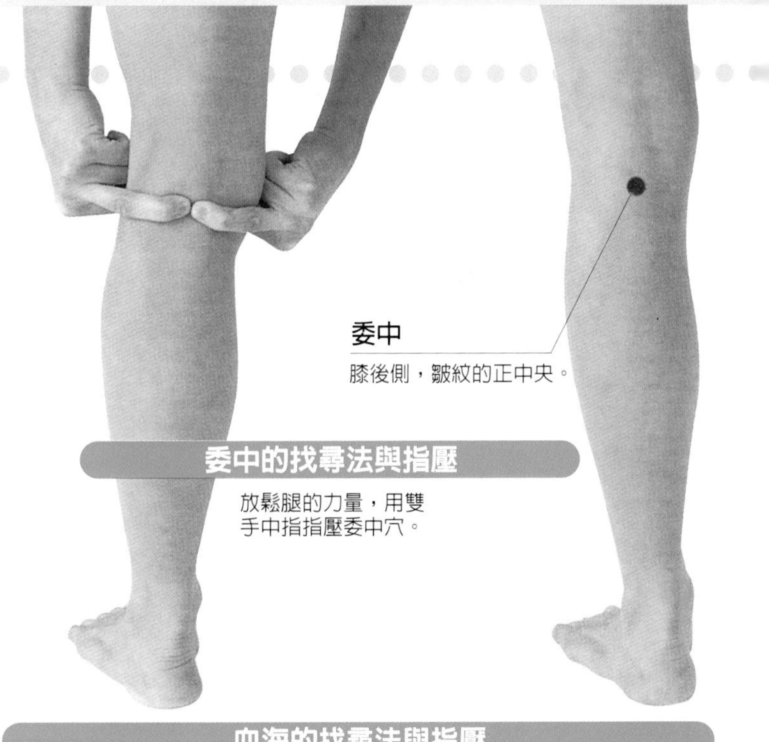

委中的找尋法與指壓

放鬆腿的力量，用雙手中指指壓委中穴。

血海的找尋法與指壓

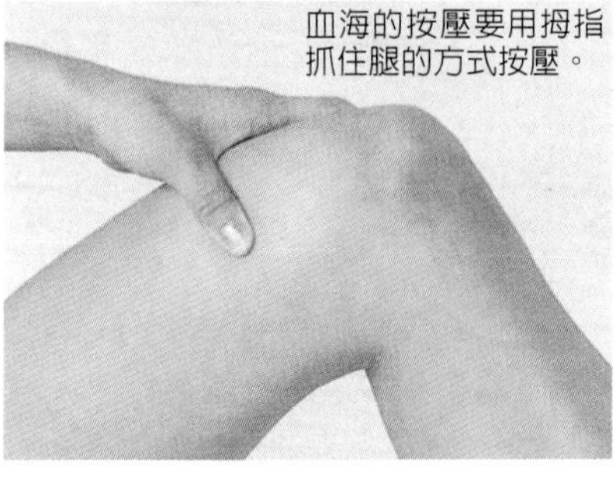

血海的按壓要用拇指抓住腿的方式按壓。

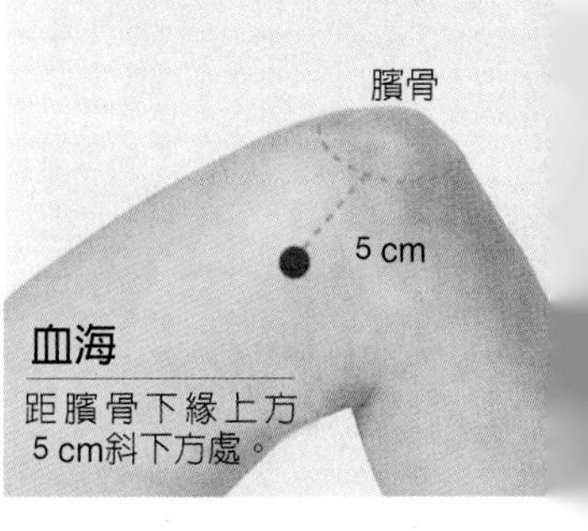

距臏骨下緣上方5 cm斜下方處。

①去除臀部鬆弛，創造美麗臀形

主要的秘訣在於伏臥，腿和手臂同時往上抬，挺胸，挺起上身。

與大腿同樣會造成下半身沈重的，就是臀部的贅肉。的確，我國女性臀部比較大。靠運動鍛鍊的人的臀部，肌肉發達，而能夠緊縮。臀部鬆弛表示運動不足，鍛鍊臀部肌肉亦具有豐臀作用。

臀部肌肉中具有重要作用的就是臀大肌、臀中肌、臀小肌三種。首先介紹能強化此三種肌肉的運動。任何一種運動都可以鍛鍊肌肉，去除多餘的脂肪，同時具有提臀的效果。

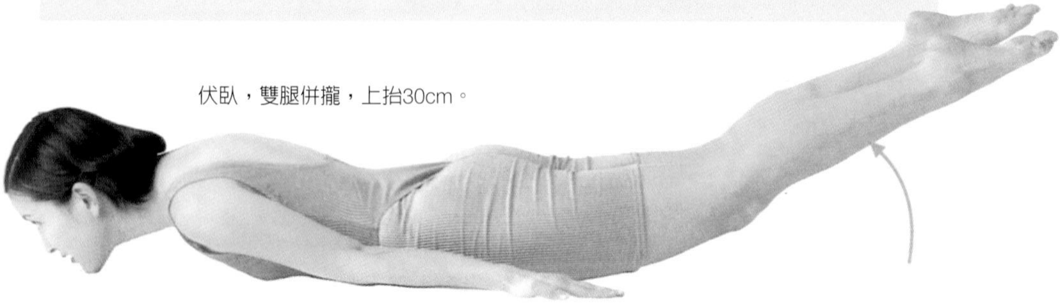

伏臥，雙腿併攏，上抬30cm。

腿後抬運動

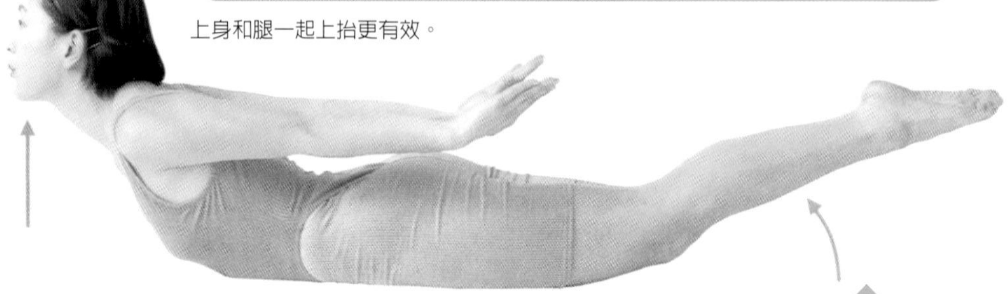

上身和腿一起上抬更有效。

腿後抬運動

最初做簡單的運動。

①伏臥，雙腿併攏，上抬30cm。

②上抬腿可以立刻放下，但是盡量先靜止3秒鐘再恢復原來的姿勢，反覆做5次。

③能夠做到此運動後，接著進行強化運動。雙腿上抬，挺胸，挺起上身，手臂上抬，盡量將身體往後仰。

這是很難做的運動，最初只需做抬腿和上身即可，習慣後，靜止3秒鐘，恢復原來的姿勢，反覆做5次。

此運動不僅能夠提臀，也能鍛鍊背肌、腹肌、大腿及手臂的

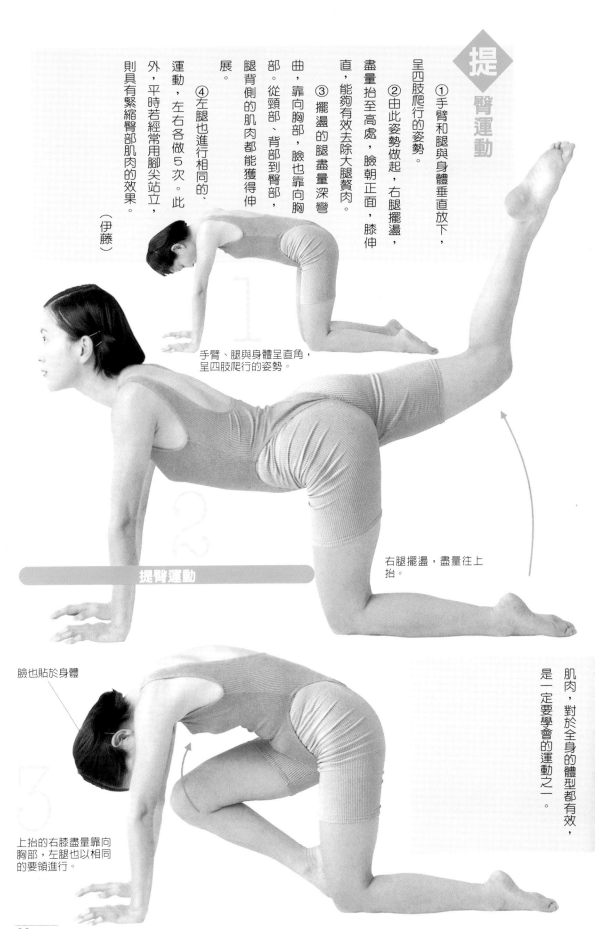

提臂運動

①手臂和腿與身體垂直放下，呈四肢爬行的姿勢。

②由此姿勢做起，右腿擺盪，盡量抬至高處，臉朝正面，膝伸直，能夠有效去除大腿贅肉。

③擺盪的腿盡量深彎曲，靠向胸部，臉也靠向胸部。從頸部、背部到臀部，腿背側的肌肉都能獲得伸展。

④左腿也進行相同的運動，左右各做5次。此外，平時若經常用腳尖站立，則具有緊縮臀部肌肉的效果。

（伊藤）

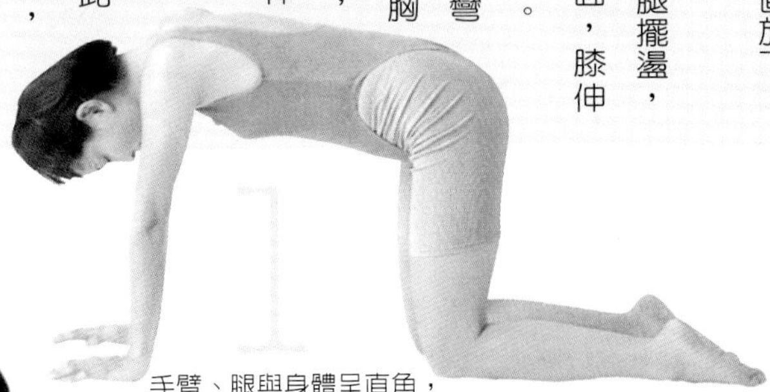

手臂、腿與身體呈直角，呈四肢爬行的姿勢。

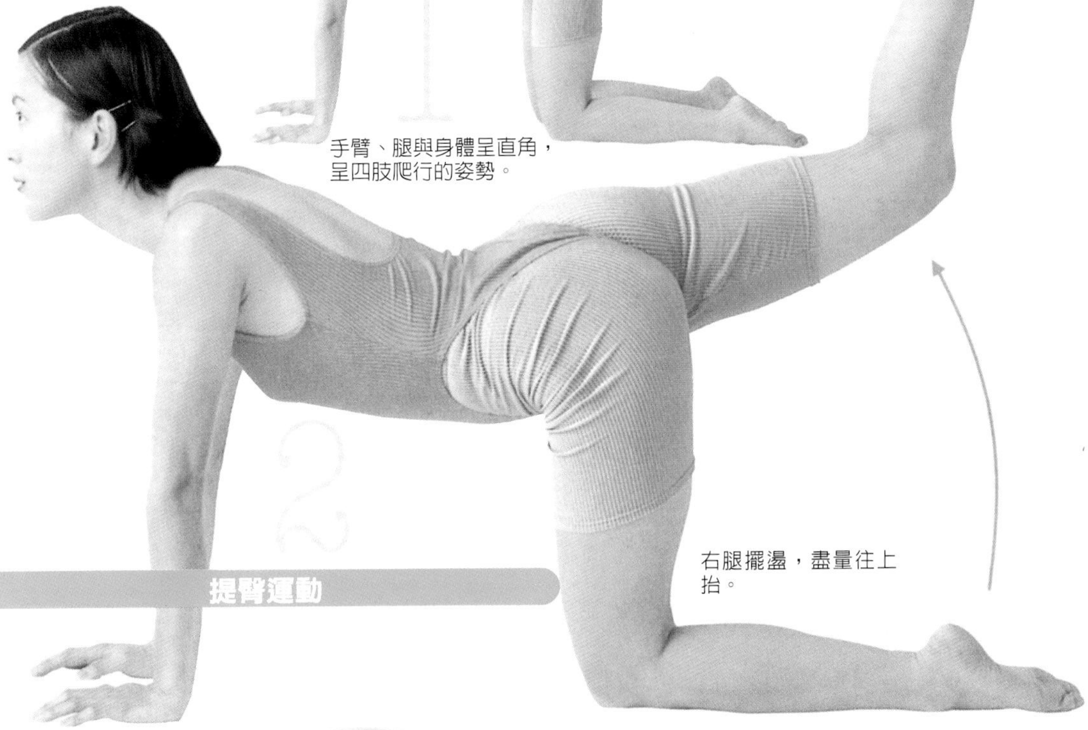

右腿擺盪，盡量往上抬。

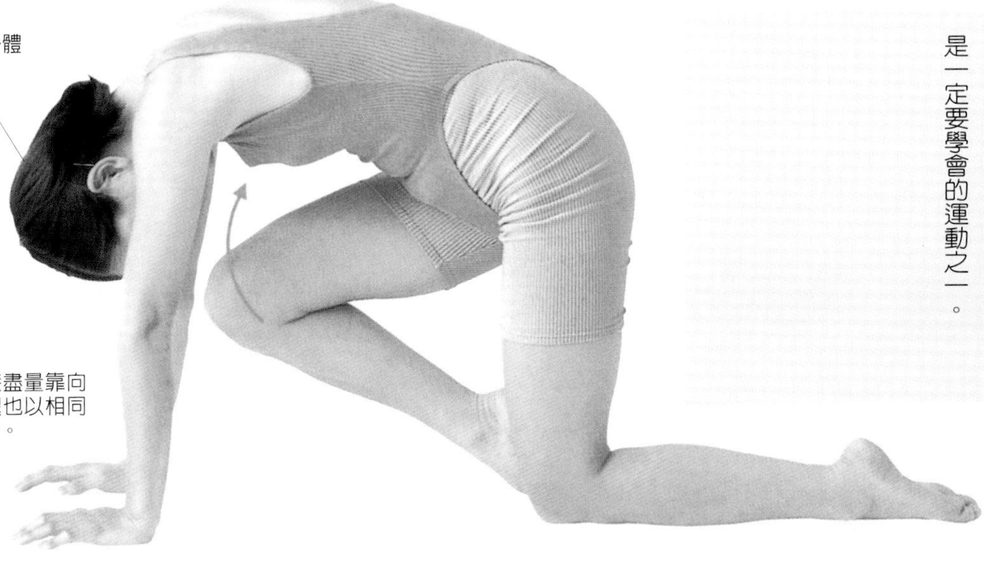

臉也貼於身體

上抬的右膝盡量靠向胸部，左腿也以相同的要領進行。

肌肉，對於全身的體型都有效，是一定要學會的運動之一。

② 提臀按摩

雙手緊貼臀部，

畫大圓似的進行按摩。

肌肉運動是在內側鍛鍊肌肉後，藉著按摩，由外側刺激肌肉。由體內、外刺激臀部肌肉，即能使提臀效果倍增。

按摩在泡澡後進行，效果更佳。

按摩的方法

手貼於臀部，由下往上摩擦。

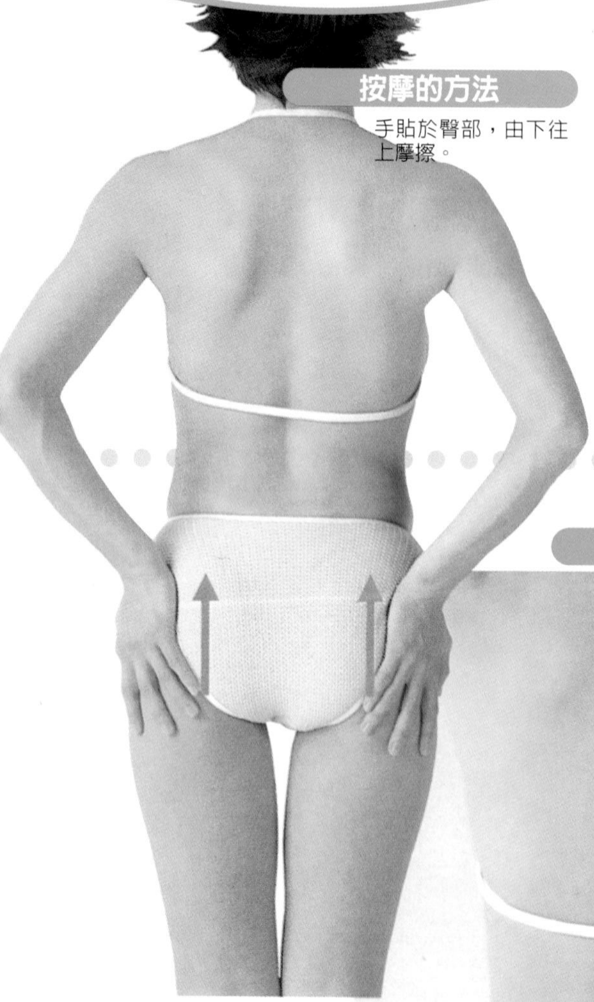

穴道找尋法

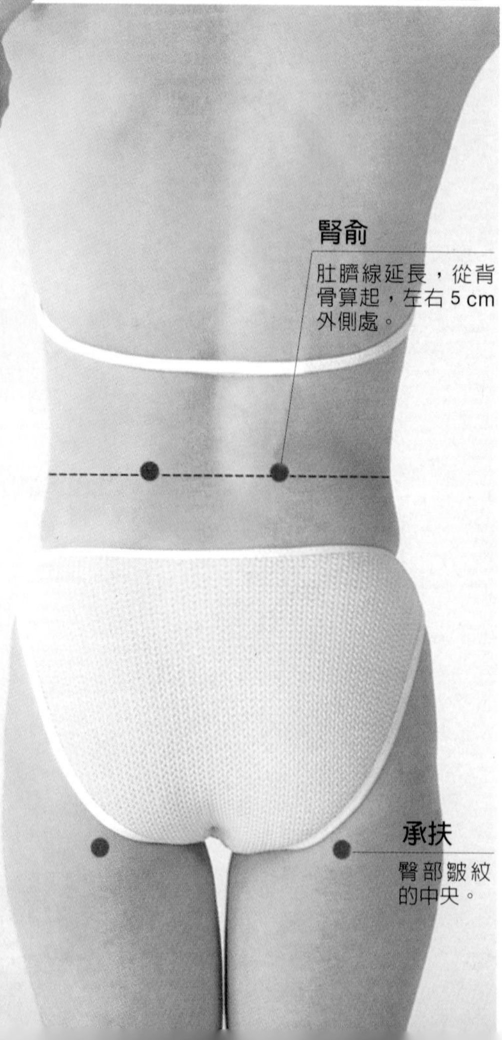

腎俞

肚臍線延長，從背骨算起，左右 5 cm 外側處。

承扶

臀部皺紋的中央。

臀部的按摩

臀部脂肪較厚，必須仔細按摩。

①雙手貼於臀部，由內側朝外側、由外側往內側畫大圓

摩擦。

②其次，將臀部往上抬，由下往上，用手掌往上摩擦。

①與②總共做3分鐘。

最後為了提高運動與按摩效果，可以做穴道指壓。指壓的基本方法一併為各位說明，必須學會高明的指壓法。

臀部的穴道指壓

穴道是身體的調整點，刺激穴道，能夠改善肉眼看不到的能量流通（東方醫學所謂的「氣」），藉此使各部位的功能順暢、恢復健康的即是穴道指壓。

肥胖是一種病態，指壓穴道能夠使身體功能恢復正常，去除多餘的贅肉。

去除臀部贅肉有效的穴道是腎俞、承扶、關元三處。

穴道指壓法①

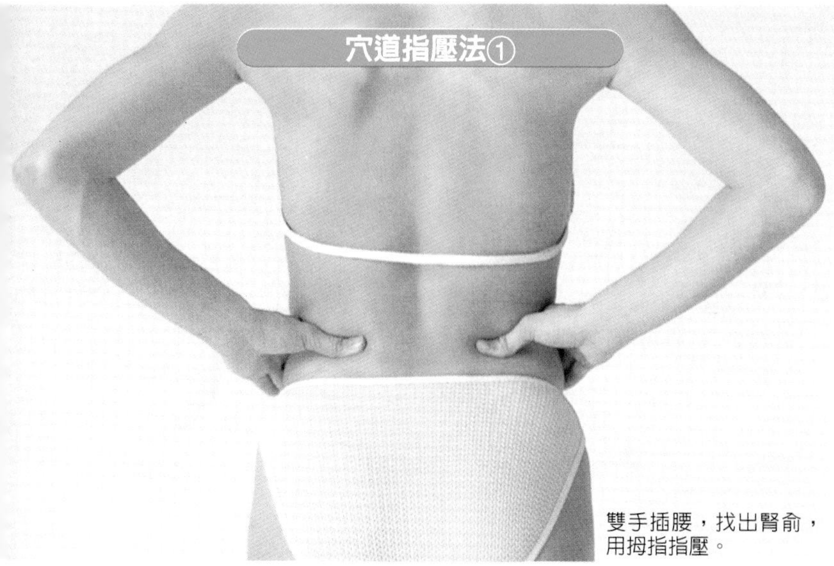

雙手插腰，找出腎俞，用拇指指壓。

穴道指壓法②

用食指由下往上按壓承扶。

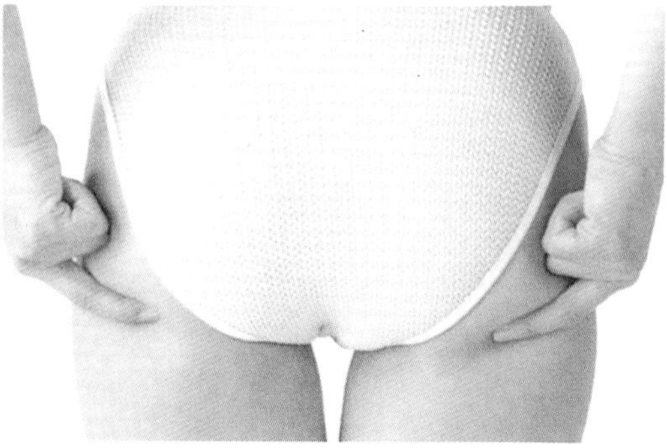

穴道找尋法與按壓法

腎俞……背部左右對稱的穴道，與腎臟關係密切。能促進水的流通，對於浮腫、四肢冰冷症及精力減退有效。

與肚臍等高，從肚臍朝背後畫一條線，距離背骨左右5cm外側處，即此穴的位置。

左右穴道以相同的力量，均勻的給予刺激。

腎俞是將雙手插腰，用拇指指尖左右同時進行指壓。

利用2~3kg的力量，按壓2~3秒鐘後休息，依此節奏，反覆進行10次。以相同的節奏按壓，使刺激能夠深入。

承扶……臀部的穴道。背影映在鏡中時，臀部的下方，從大腿根部往外會有皺紋，其中央即承扶。用雙手食指，彷彿將臀部往上抬似的，進行指壓。同樣給予10次刺激。

關元……下腹部的穴道。關於其位置及按壓法，請參照32~33頁。

（伊藤）

① 雙臂變細

年屆中年，女性最明顯的就是贅肉附著於雙臂。年輕人的手臂即使不是很粗，但觸摸時可以發現，雙臂內側肌肉大多會鬆弛。

在日常生活中手臂雖然經常活動，但事實上很少有充分活動雙臂肌肉的機會。藉著運動，收縮鬆弛的肌肉，能夠防止脂肪附著。

伸手運動

十分簡單的運動，可以趁做家事或工作的空檔，想到時隨時進行。

①直立，手掌朝上，手交疊，彷彿伸懶腰似的，手用力往上伸，如同深呼吸的要領般。

②手放下，拉至背部，搖動手腕，手抬至頭上，彷彿搖動雙臂的贅肉似的，從手腕到整隻手臂，都要抖動。

③手放鬆力量，抖然下垂。

反覆進行數次②與③的動作，直到手臂稍微感覺疲勞為止。

手持 2 kg的啞鈴，伸直手肘，朝頭上正面、正側面活動手臂。

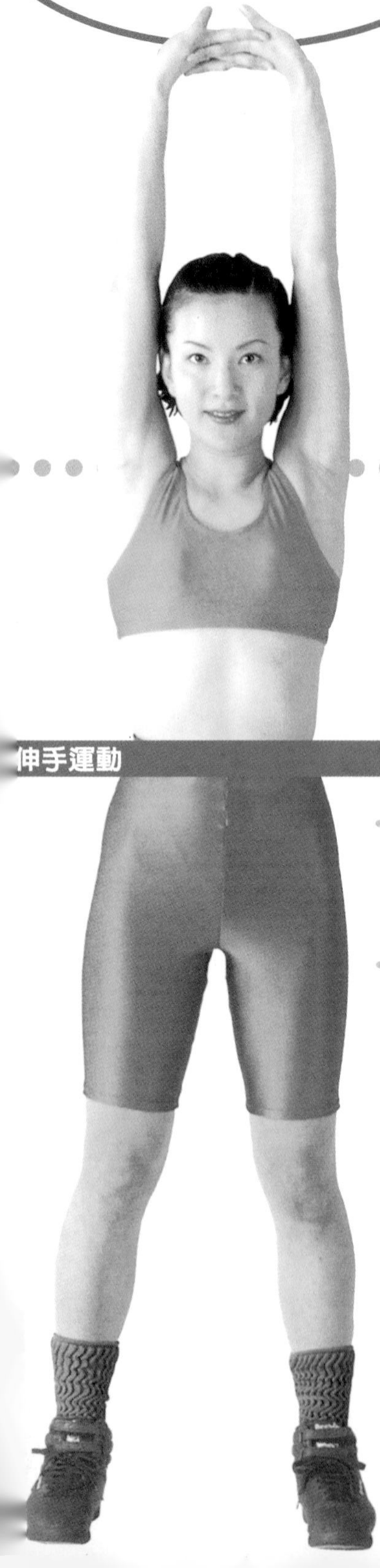

伸手運動

1

手掌朝上交疊，彷彿伸懶腰似的，手臂往上伸。

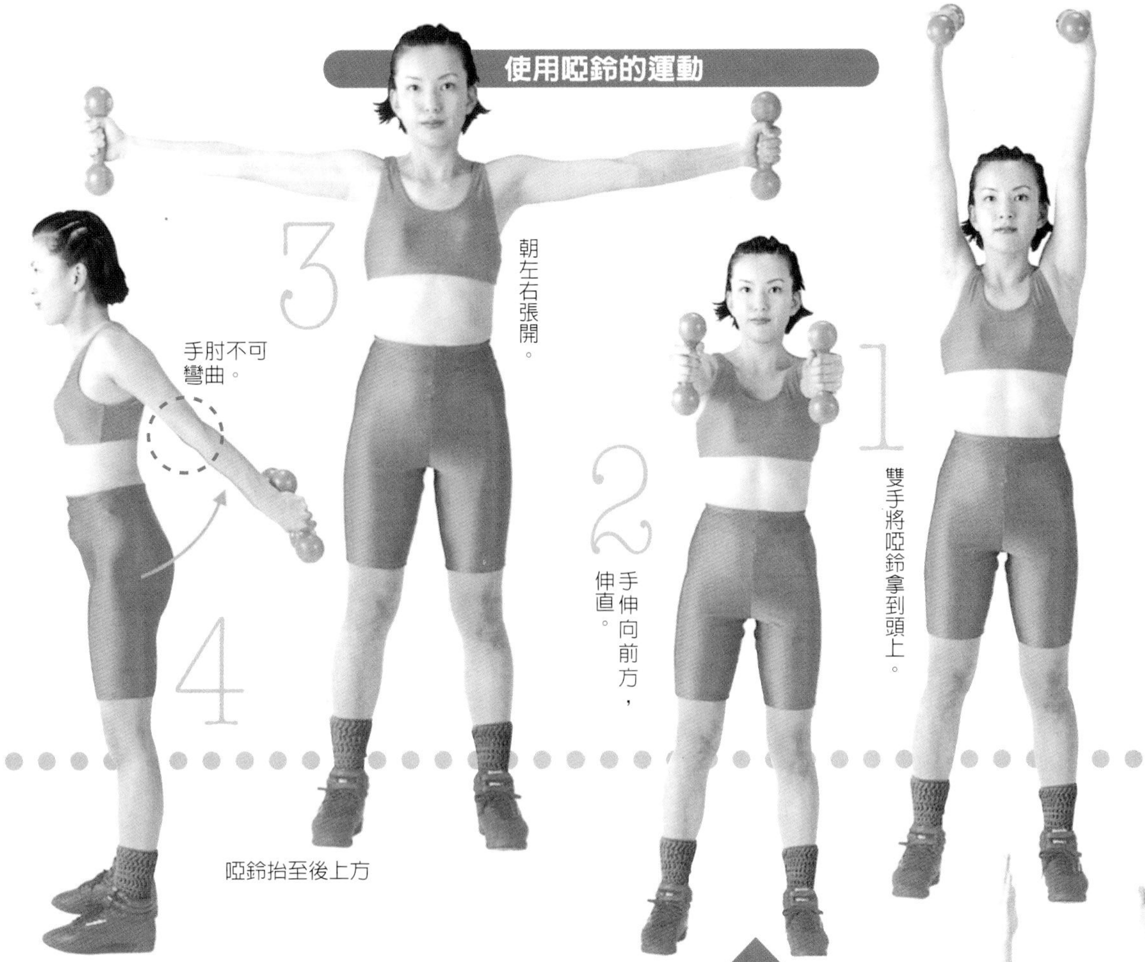
1
雙手將啞鈴拿到頭上。
2
手伸向前方，伸直。
3
朝左右張開。
4
手肘不可彎曲。
啞鈴抬至後上方

使用啞鈴的運動

手臂運動可以使用2kg的啞鈴進行，具有緊縮肌肉的效果。準備2kg、3kg等重量不同的啞鈴各兩個，身體習慣後，增加重量來做運動。

此運動重點在於使手臂肌肉充分緊張，因此要慢慢活動手臂，最好做到手臂稍微顫抖，感到疲勞為止。

①雙手拿2kg的啞鈴，從前方抬到頭上，伸直手肘，盡量慢慢做動作。

②手伸直，朝前方慢慢放下，帶到身體的正面。

③雙手朝左右大幅度張開，最初或許會覺得有點痛苦，但手臂仍須注意，一定要朝正側面伸直。

④手臂用力，慢慢將手放下，切勿突然將手臂放下。

⑤雙臂盡量往後上抬。慢慢上抬，慢慢放下。

以上運動反覆進行10次。或許手臂疼痛會殘留2~3天，但做了一週後，就不會疼痛了。從此時起，因為體內肌肉持續增加，所以必須每天進行。

（伊藤）

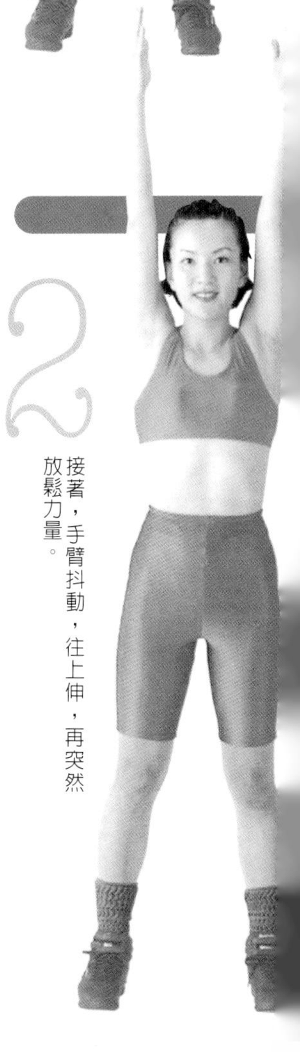
2
接著，手臂抖動，往上伸，再突然放鬆力量。

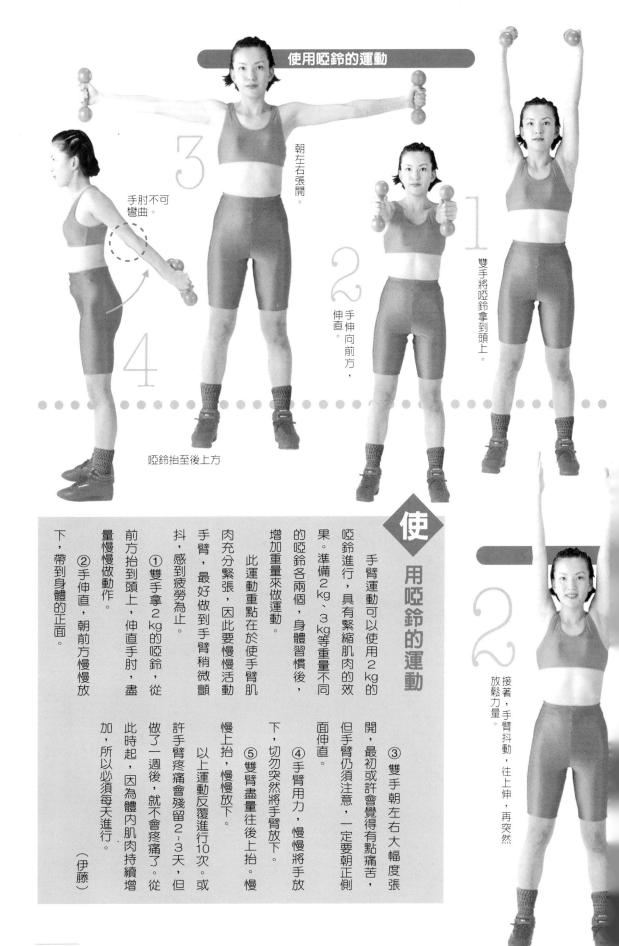

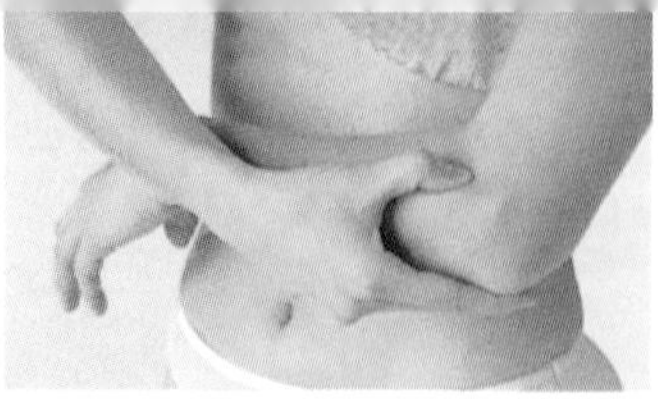

彎曲手臂，按壓曲池。

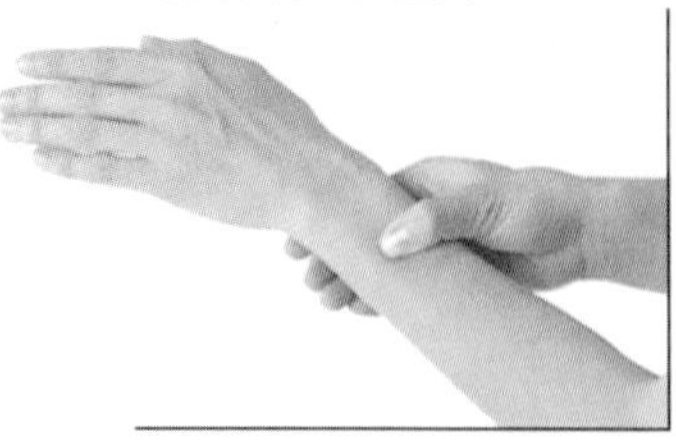

支溝與陽池也以相同的方式進行指壓。

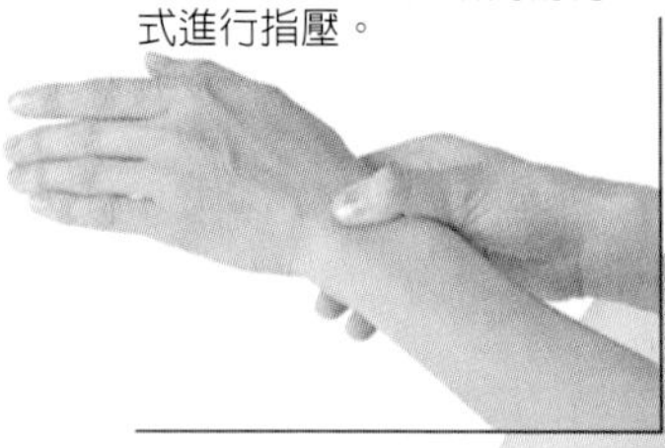

用拇指指壓陽池。

4 只瘦想瘦的部位

② 手臂纖細的按摩

結束手臂纖細的運動後，進行按摩與穴道指壓。

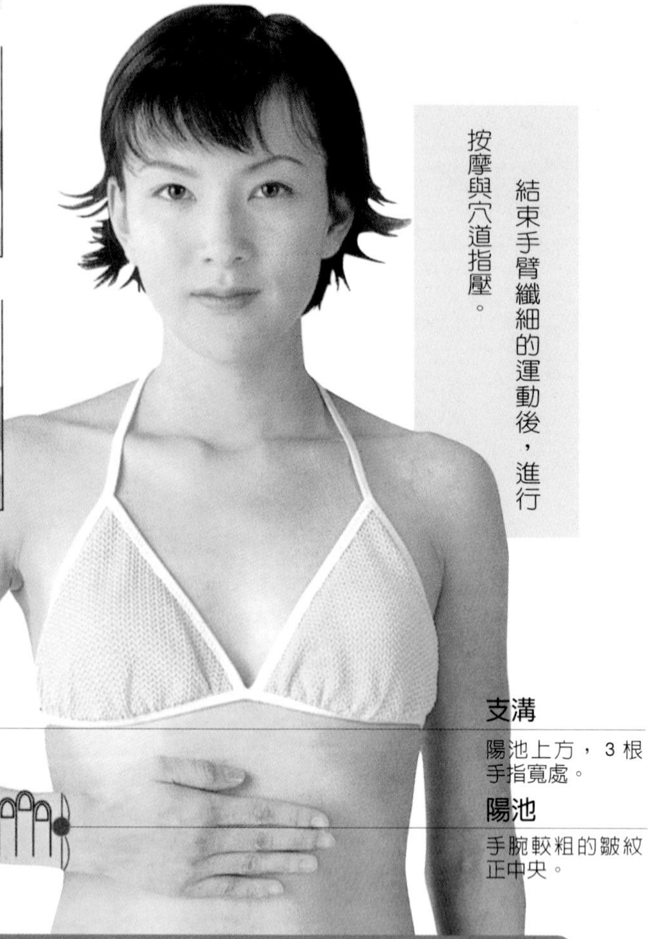

支溝
陽池上方，3根手指寬處。
陽池
手腕較粗的皺紋正中央。
曲池
彎曲手肘時形成的皺紋前端

手背側的穴道找尋法與指壓

手臂的按摩

為使整隻手臂變得纖細，必須從手腕開始按摩。

從手腕到肩膀，彷彿將血液送回心臟似的進行。

①最初輕擦全部手臂，用相反側的手，抓住手臂，用手掌由下往上摩擦皮膚。不要太用力，要輕擦。整隻手臂摩擦5~6次。

②藉揉撚法，進行刺激肌肉的按摩。同樣用相反側的手，大力握住手臂，用拇指和其它4指畫小圓，從手腕朝肩膀，放鬆肌肉。

尤其腋下附近，雙臂內側的肌肉，彷彿用手掌捏住似的，揉捏2~3次。

以上按摩，手臂內側與外側各進行5次。

按摩的方法

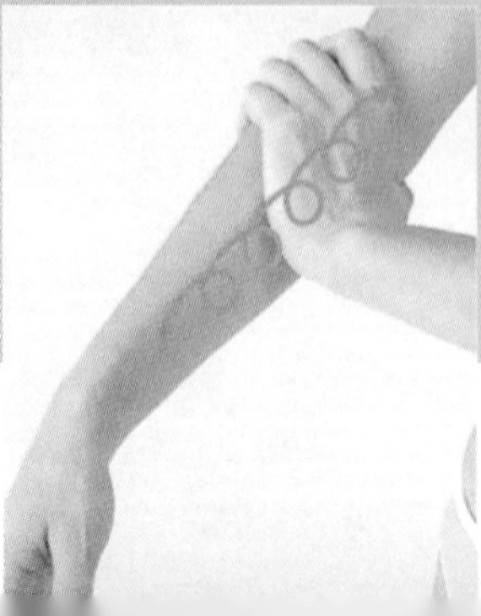

用相反側的手，大力抓住手臂，好像畫圓似的，從手腕到手臂根部進行按摩。

穴道的找尋法與按壓法

陽池……手背側的穴道。手掌朝後仰時，手腕出現粗大的皺紋，皺紋中央即陽池。據說其為發散熱的穴道，用拇指指腹按壓。

支溝……陽池上方，3根手指寬處的穴道。按壓時會產生疼痛感，以此為標準，找尋穴道的位置。其位置因人而異，各有不同。用手指按壓，觀察反應，藉以找尋穴道。以相同的方式按壓陽池。

曲池……彎曲手肘時，形成皺紋的前端的穴道。按壓時會產生強烈的疼痛感。指壓時，彎曲手肘，固定於身體再進行，即能使肌肉鬆弛，刺激充分傳達。

大陵……手腕內側，皺紋中央的穴道。用拇指以2~3秒鐘的節奏，進行指壓。

內關……位於大陵上方2橫指處，亦具有壓痛感。

肩髃……手臂朝側面伸直時，肩膀前端粗大肌肉根部形成的陷凹處，即肩髃所在的位置。按壓時，疼痛會擴散至肩膀，用中指或食指指壓。

每個穴道每天都要指壓10次。（伊藤）

大力抓住手臂，用拇指與其它4指，以畫小圓的方式揉捏。

手臂穴道指壓

使用的是從手腕到肩膀為止的六處穴道。手臂內側與外側的穴道，各自由下往上，依序進行指壓。

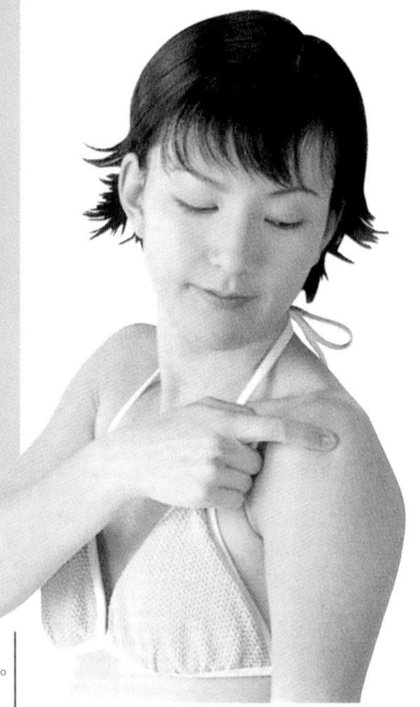

用食指指壓肩髃，感覺疼痛。

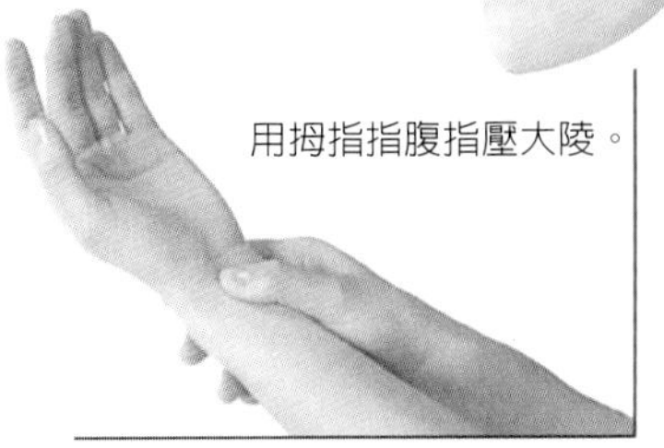

用拇指指腹指壓大陵。

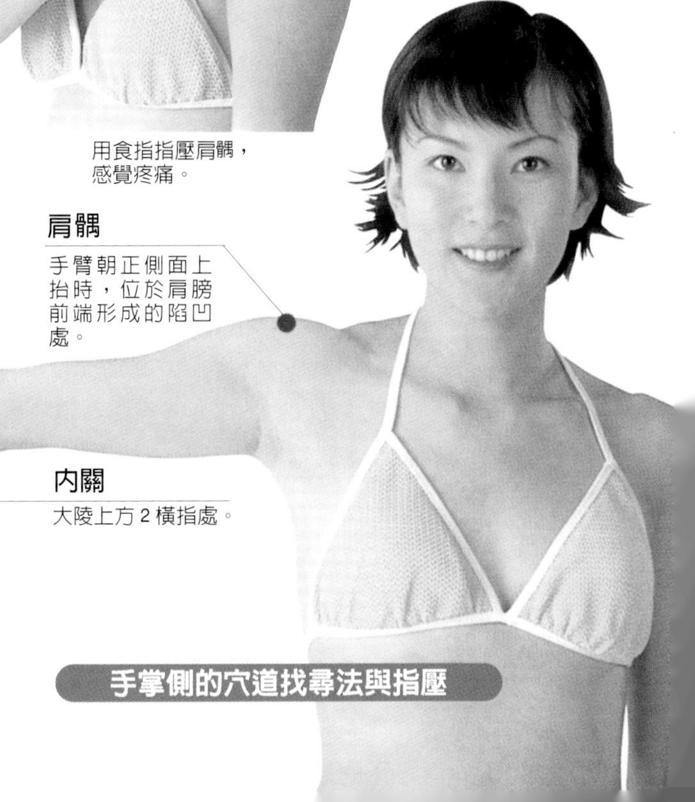

肩髃
手臂朝正側面上抬時，位於肩膀前端形成的陷凹處。
大陵
手腕皺紋的中央處。
內關
大陵上方2橫指處。

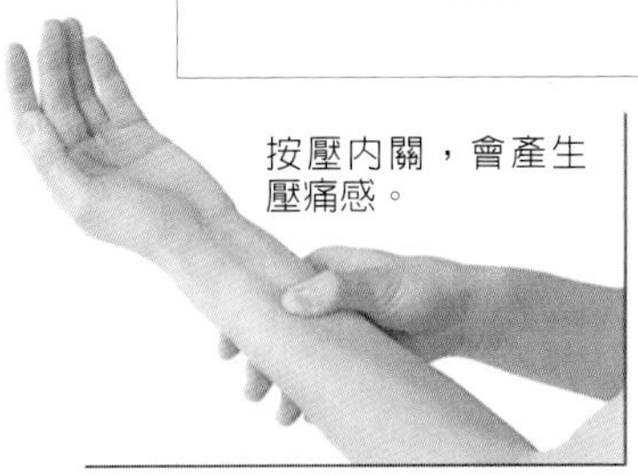

按壓內關，會產生壓痛感。

手掌側的穴道找尋法與指壓

消除臉頰的腫脹，使臉看起來更瘦

臉頰較瘦的人，即使身體有肌肉附著，看起來也不明顯。但是如果臉頰有贅肉附著，則會破壞外觀印象。

這些人可以藉著運動與按摩，使臉縮小。

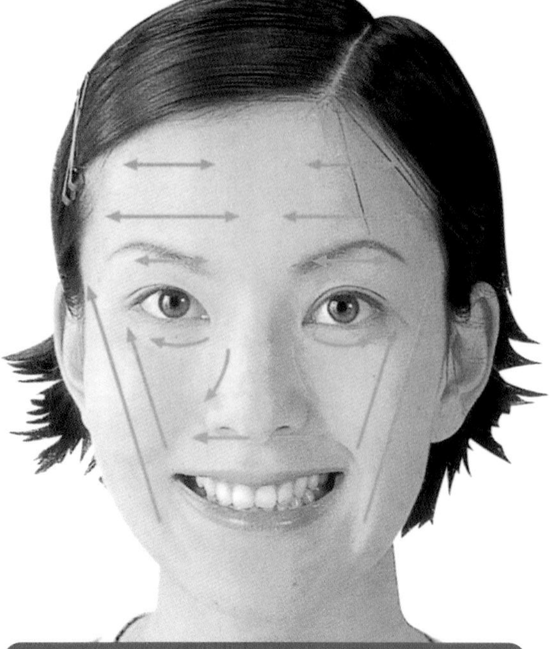

按摩的方向

收 縮臉頰運動

充分活動臉部肌肉，去除多餘脂肪，最簡單的方法就是使表情豐富些。

在此介紹集中活動臉頰肌肉，嘴盡量張大的動作。

①嘴張大，伸展臉頰的肌肉。朝縱向、橫向張大。

②彷彿吹口哨似的，收縮嘴唇，嘴唇往前凸出。

③嘴朝側面盡量張開。

此外，上顎朝右移動，下顎朝左移動，挪移唇的位置，一邊照鏡子，一邊研究嘴的移動方式。一整套的動作，反覆進行2~3次。

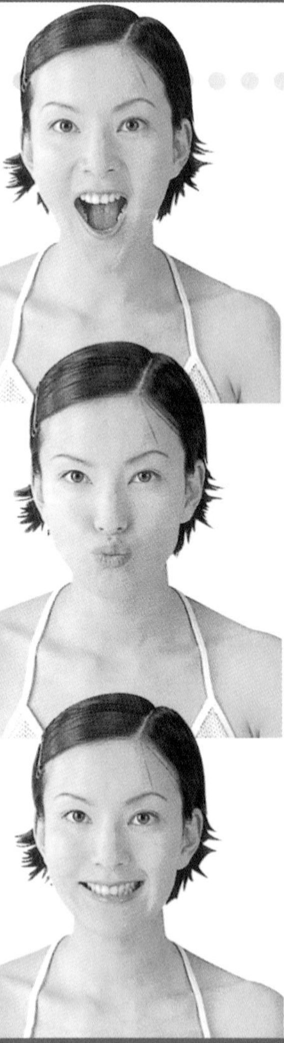

1 嘴張大。

2 嘴收縮，凸出。

3 嘴朝側面張開。

臉頰變瘦的運動

臉的按摩

按摩可以緊縮臉部肌肉，使肌膚變得美麗，也可以預防小皺紋。

①臉的按摩，用除了雙手拇指和小指外的3指進行。按摩前，整個臉先塗抹按摩霜，即可防止強烈的刺激。

②按摩方向如圖所示，臉頰則是從下顎、口角、鼻翼至太陽穴，用3根手指指腹，往上摩擦似的按摩。

使用手指按摩臉頰，以輕摩擦肌肉的方式進行。

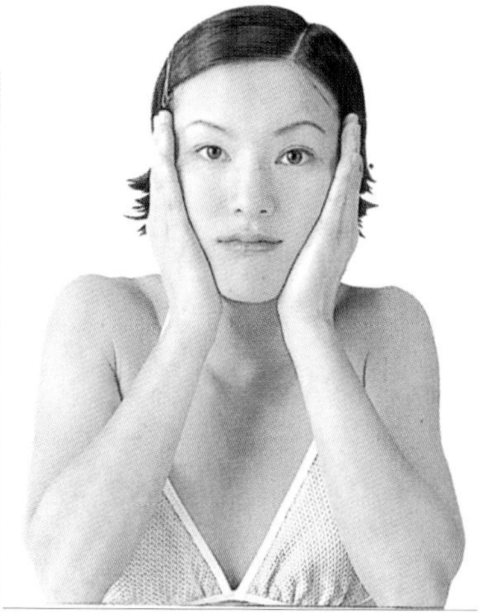
臉頰由下往上進行摩擦。

張大嘴活動，
就能緊縮臉頰肌肉，
用3根手指指腹進行按摩。

穴道指壓法

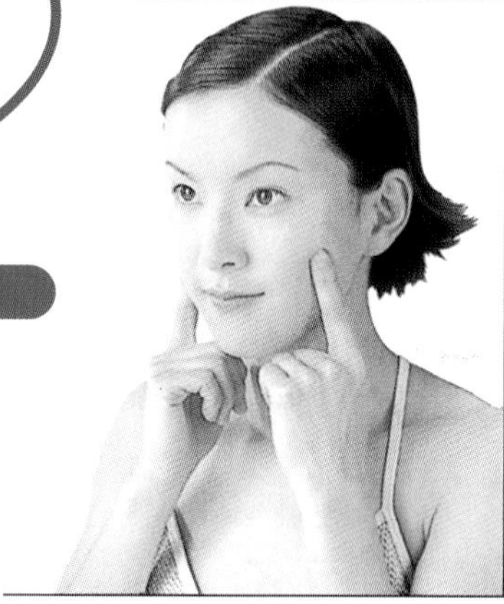
下關朝斜上方指壓。

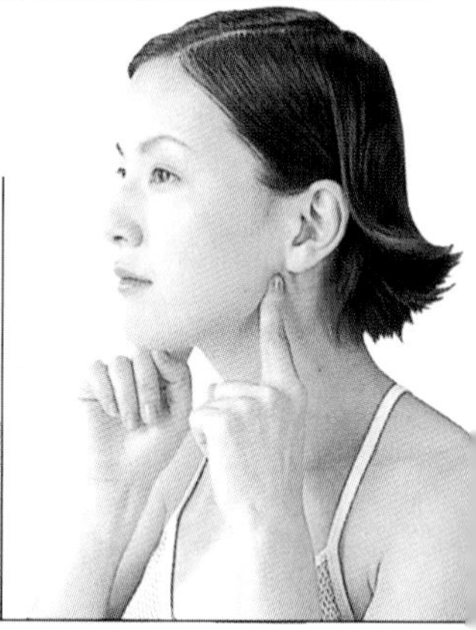
頰車用食指往上指壓。

穴道的找尋法

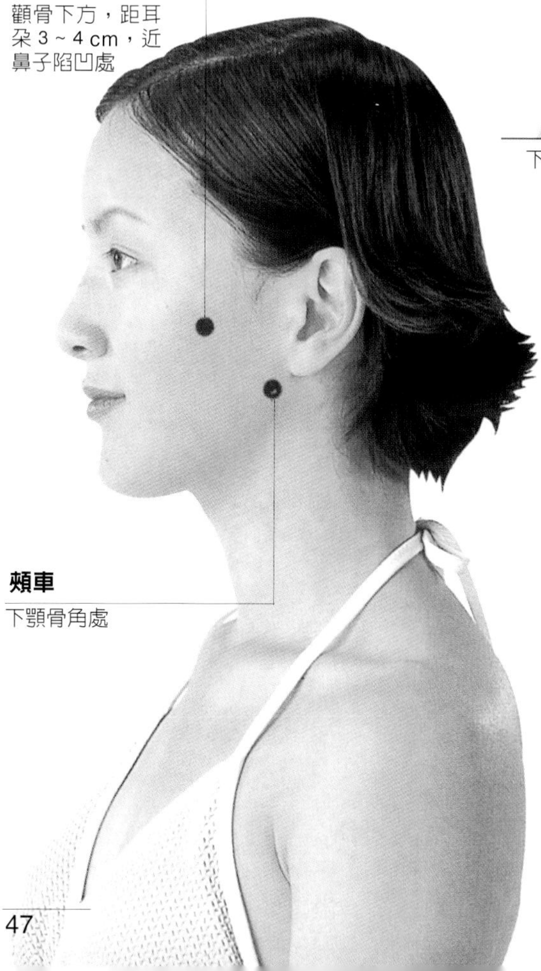

臉頰的穴道指壓

使用的是以下兩個穴道。

下關……顴骨正下方，距耳朵3～4cm，靠向鼻子處。按壓時，上齒會產生鈍痛感，藉此找尋穴道位置。

臉頰兩側的穴道，用拇指或食指左右同時指壓，顴骨由下往上凸出似的，朝斜上方按壓，就能使刺激充分傳達。

頰車……下顎骨角的穴道。放鬆下顎的力量，進行指壓。下齒會產生壓痛感。與下關同樣朝斜上方進行指壓，任何一個穴道都要指壓5次。

（伊藤）

去除雙下巴，收縮臉部肌肉

進行ㄚ、ㄧ、ㄨ、ㄟ、ㄛ的發聲練習，用拇指從耳下到下巴前端摩擦。

臉看起來較大，還有另一個大敵，即雙下巴。欲防止出現雙下巴，並使臉部線條保持年輕、修長，必須及早開始保養。

去除雙下巴的發聲運動

ㄧ

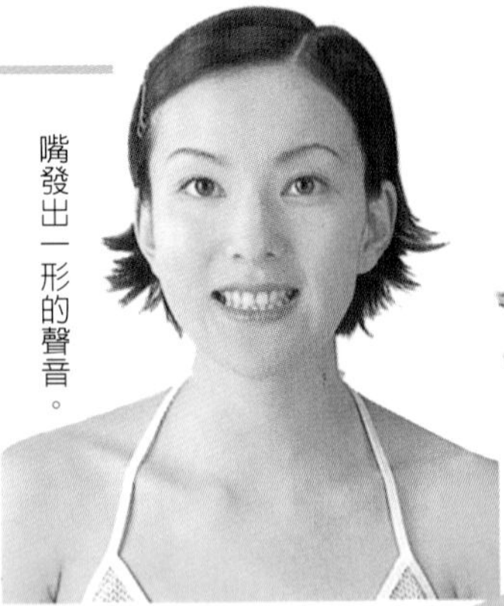

嘴發出ㄧ形的聲音。

ㄚ

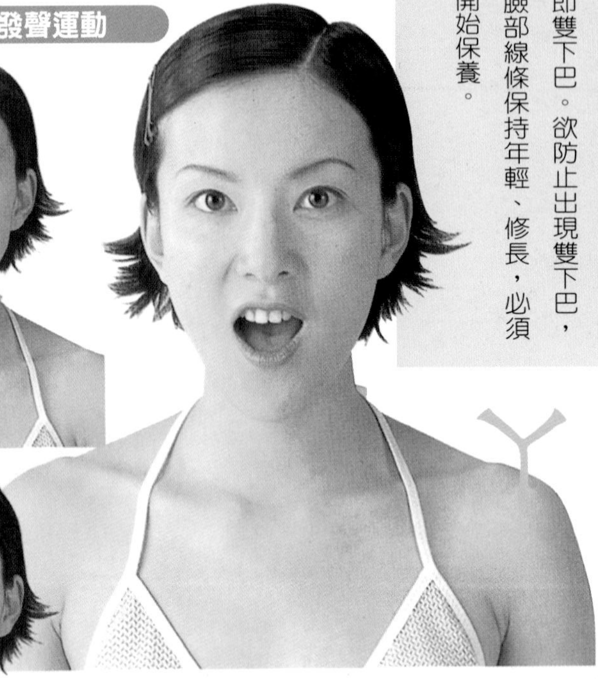

嘴發出ㄚ形的聲音。

ㄨ

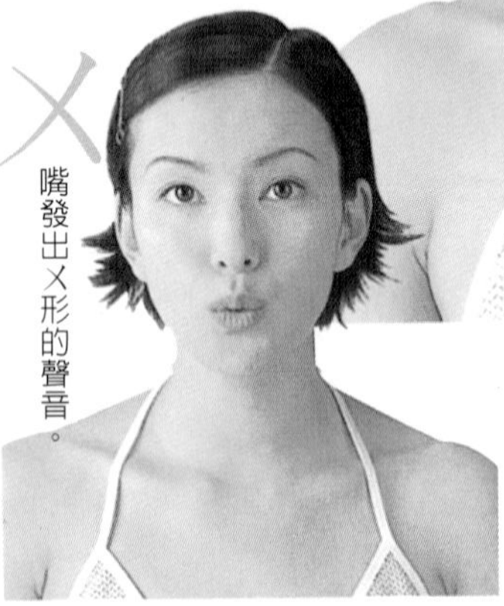

嘴發出ㄨ形的聲音。

ㄟ

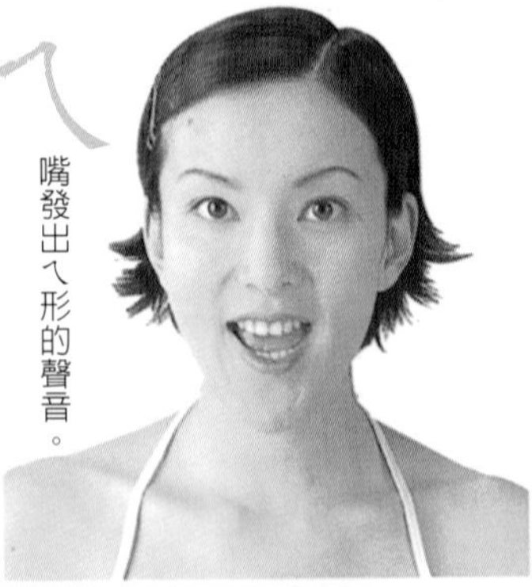

嘴發出ㄟ形的聲音。

ㄛ

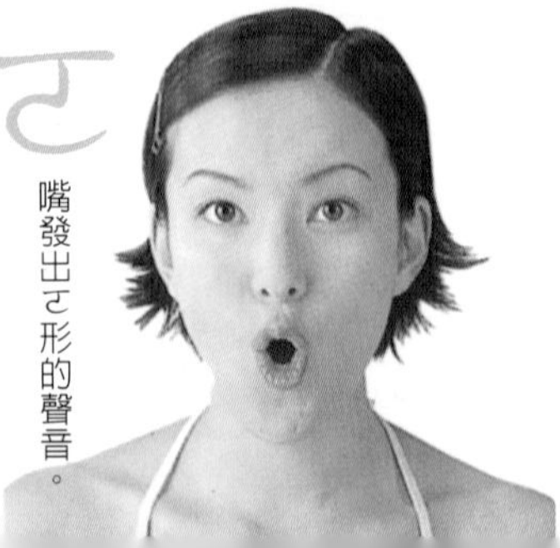

嘴發出ㄛ形的聲音。

收縮下顎運動

年屆一定年齡時，下巴或多或少都會出現贅肉，產生鬆弛，但是不可思議的是，許多聲樂家雖然很胖，卻沒有下巴鬆弛的現象。

亦即經常張大嘴巴，做發聲練習，能夠鍛鍊下巴的肌肉，才不會有鬆弛的情形發生。

在此進行ㄚ、ㄧ、ㄨ、ㄟ、ㄛ的發聲練習，並介紹鍛鍊口輪匝肌（口周圍的肌肉）及口頸肌（下巴下方肌肉）的體操。

此體操的祕訣就是要清楚的將嘴巴張成ㄚ、ㄧ、ㄨ、ㄟ、ㄛ的形狀，從腹底發出聲音。

用餐時，利用下巴充分咀嚼，也可以鍛鍊下巴肌肉。

下巴按摩

用拇指指腹進行按摩。

①4根手指彷彿蓋住臉似的蓋在臉頰上，拇指指腹抵住下顎。

②耳下至下巴前端，移動拇指，並摩擦下顎。不要過度用力，摩擦10次即可。配合臉的按摩進行，效果更佳。

穴道指壓法

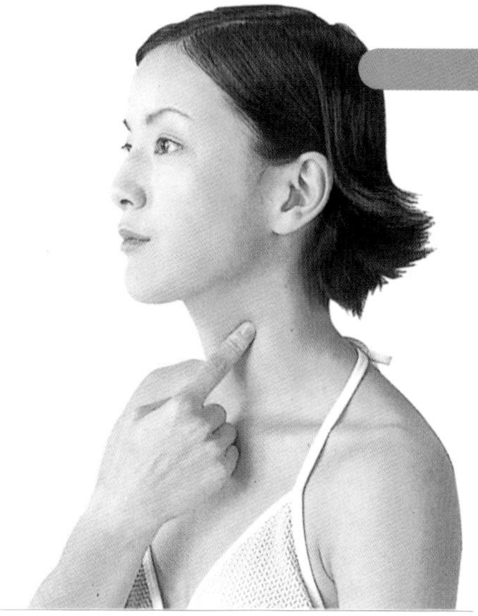

食指輕壓人迎。

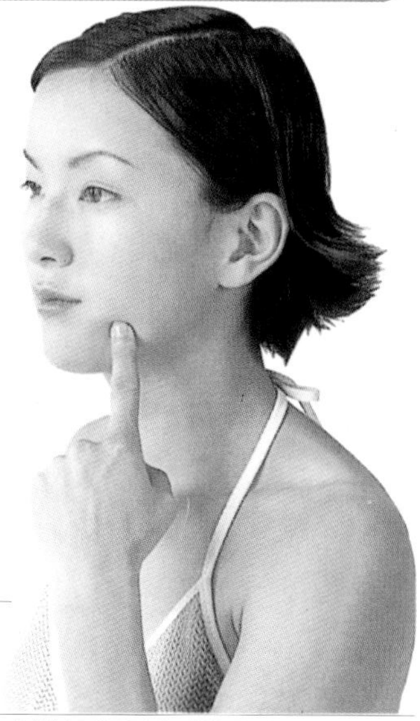

以按壓頷骨方式按壓大迎。

下巴的穴道指壓

指壓頸部的兩處穴道。

穴道找尋法與按壓法

人迎……喉結後方的穴道。

臉朝左右移動時，從耳下到脖子根部，有粗大的肌肉，即胸鎖乳突肌。在此肌肉前方，喉結後方，有人迎。用手指觸摸，指尖可以觸摸到脈搏的跳動，因此可以輕易找出該穴道的位置。

用食指或中指輕輕指壓人迎，因為其穴道十分敏感，所以不能如其它穴道般強壓，僅止於輕壓。

大迎……位於下顎中央附近。如圖所示，從下顎角朝整個下巴，畫一條中央直線。線上距下巴3cm處，即大迎的位置。兩隻食指同時指壓左右穴道。人迎、大迎每天都必須指壓10次。

（伊藤）

穴道找尋法

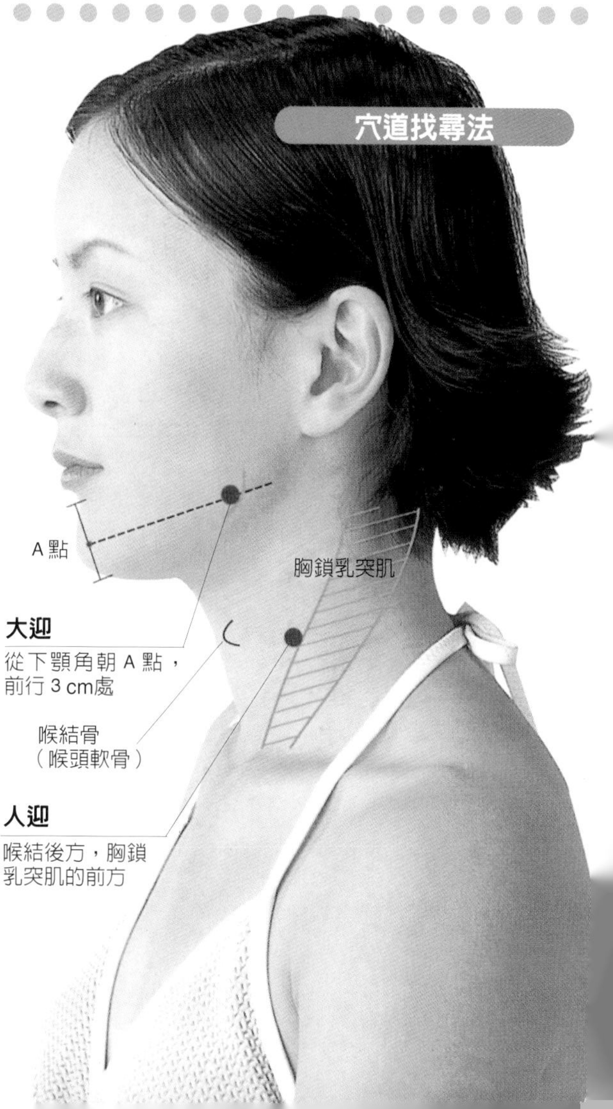
A點
胸鎖乳突肌
大迎
從下顎角朝A點，前行3cm處
喉結骨
（喉頭軟骨）
人迎
喉結後方，胸鎖乳突肌的前方

17

只瘦想瘦的部位

去除寬闊肩膀的脂肪

關節部分經常活動，是皮下脂肪較不易附著處，但是太胖的人或因體質不同，肩膀周圍有時也會附著皮下脂肪。

如果原本就是肩膀寬闊的人，那就另當別論了。因肩膀脂肪附著而隆起時，就必須活動身體，去除肩膀的脂肪。

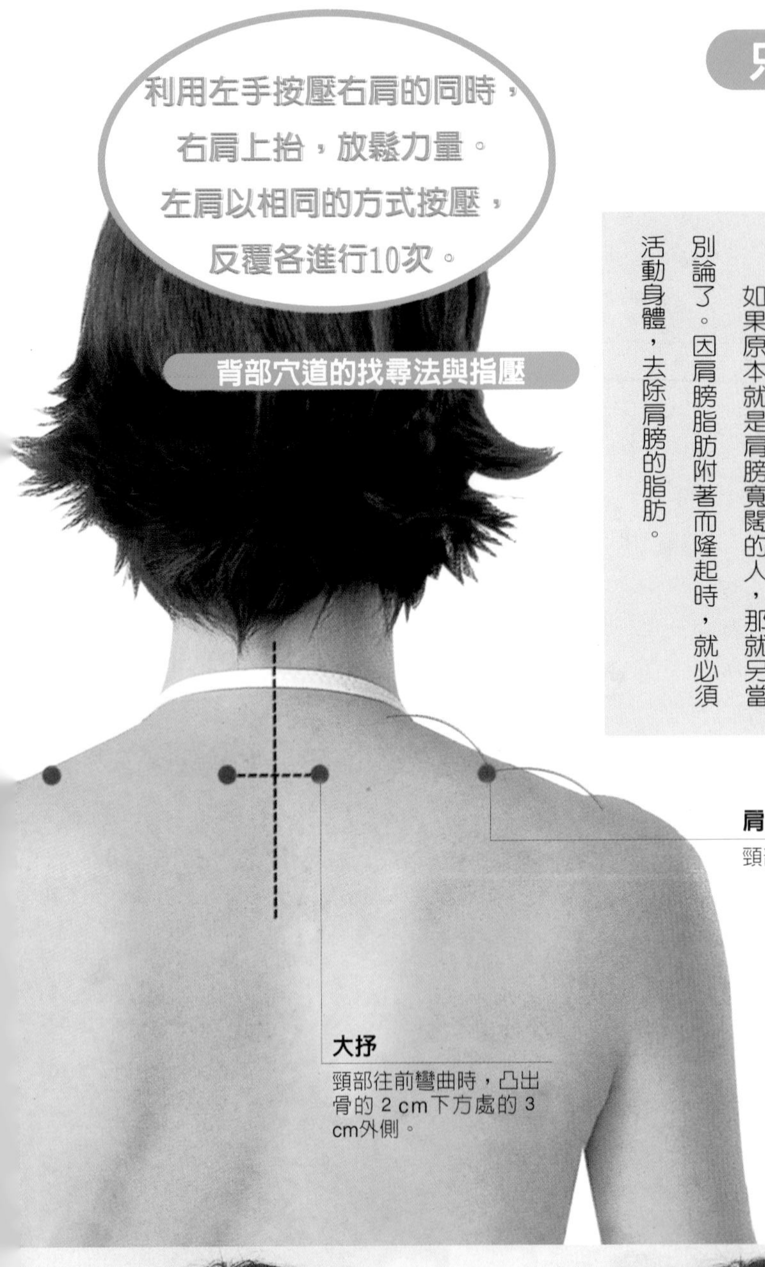

利用左手按壓右肩的同時，
右肩上抬，放鬆力量。
左肩以相同的方式按壓，
反覆各進行10次。
背部穴道的找尋法與指壓
肩井
頸部與肩膀前端的中央部
大抒
頸部往前彎曲時，凸出骨的 2 cm下方處的 3 cm外側。

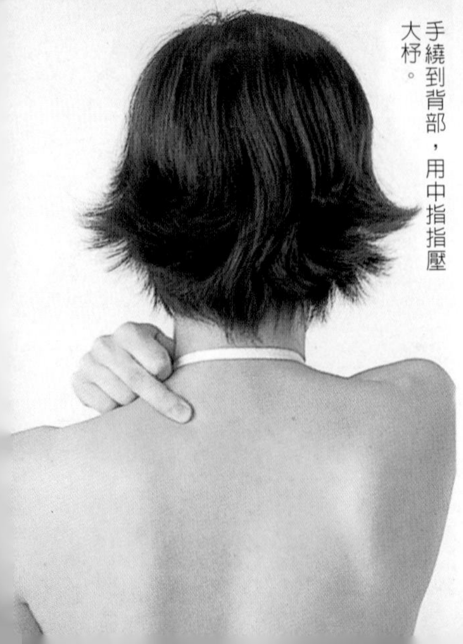

手繞到背部，用中指指壓大杼。

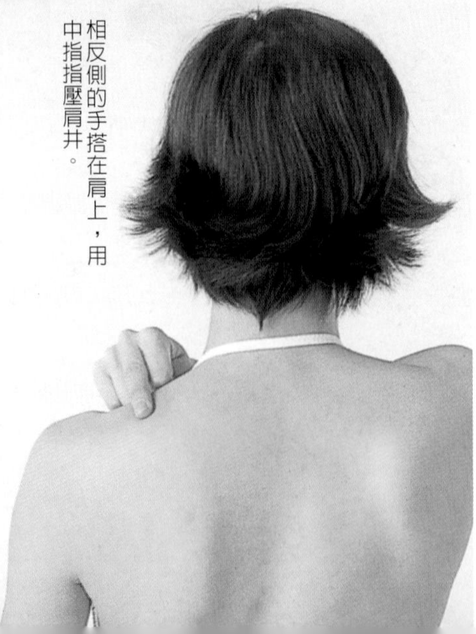

相反側的手搭在肩上，用中指指壓肩井。

肩膀的上下運動

與其漫然活動身體，倒不如加諸反方向的力量，以產生抵抗感，使頑固的脂肪充分燃燒。

①左手搭在右肩上，輕輕將肩往下壓。

②不要放鬆左手的力量，讓右肩抵抗左手的力量而往上抬。

③盡量將右肩往上抬，再突然放鬆肩膀的力量，反覆進行10次。

④右手按壓左肩，反覆進行10次相同的運動。

雖是簡單的運動，卻十分有效。持續2~3週，每天都要反覆進行。

雙手筆直往上抬，伸直，突然放鬆肩膀的力量，此運動也有效。任何一個運動，一定要巧妙的脫力，能促進血液循環，使脂肪容易燃燒。

肩膀的上下運動

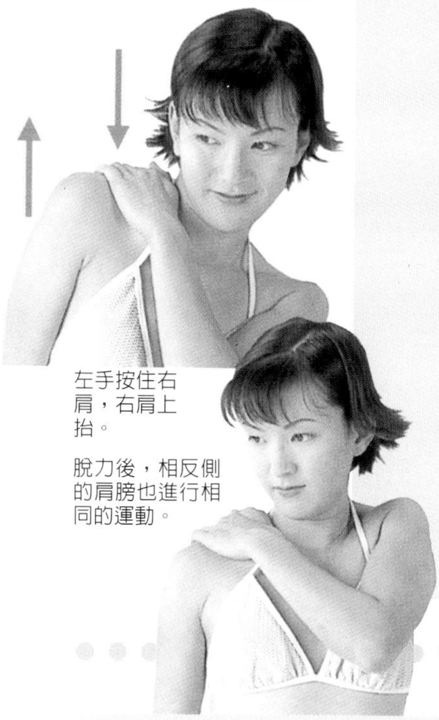

左手按住右肩，右肩上抬。

脫力後，相反側的肩膀也進行相同的運動。

肩膀的穴道指壓

使用肩膀、背部與胸部的三處穴道。

穴道找尋法與按壓法

肩井……是著名的肩膀痠痛特效穴。

脖子根部與肩膀前端連接線的正中央，相反側手的拇指，彷彿勾住脖子似的，置於肩上時，中指會碰到的，就是此穴道。按壓會產生疼痛感，以此為標準來尋找其位置。用相反側手的中指進行指壓。

大杼……背部上方的穴道。

頸部往前倒時，背骨中央凸出骨下方2cm，再往外側3cm，即大杼位置所在。

要按壓肩井，手必須繞到背後，用中指按壓。

中府……手臂根部的穴道。

鎖骨下方陷凹處朝外側前進時，會碰到大的圓骨（肱骨關節）。於其交叉點下方3cm處，即中府。具鈍痛感，用食指指壓此處。

任何一處穴道，都必須指壓5~10次。

（伊藤）

中府的找尋法與指壓

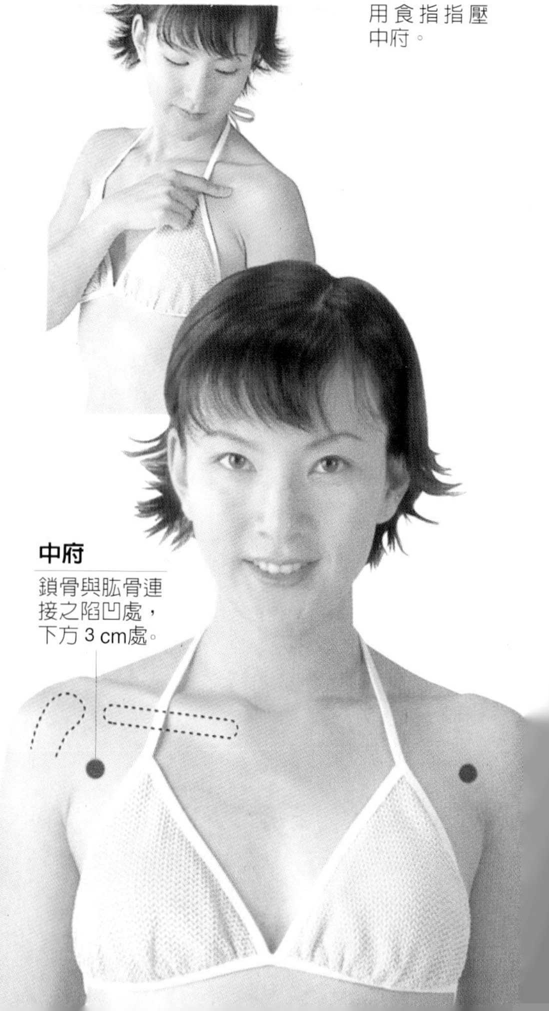

用食指指壓中府。

中府

鎖骨與肱骨連接之陷凹處，下方3cm處。

只瘦想瘦的部位 8

去除背部鬆弛，擁有美麗的曲線

身體任何一個部位皆如此，當肌肉衰弱時，皮下脂肪會不斷增加。由於充分使用背肌的機會較少，所以背部肌肉衰退情形十分明顯。

為防止背肌衰弱，平常就要保持正確的姿勢。在提臀項目中（38～39頁）曾介紹過，伏臥，頭和腿同時上抬的運動，有助於強化背肌。

在此為各位介紹背部的按摩法。

背部的按摩

請他人為自己進行背部按摩。

①接受按摩者俯臥在床上。

②進行按摩者，雙手手掌抵住背骨兩

按摩的部位與方向

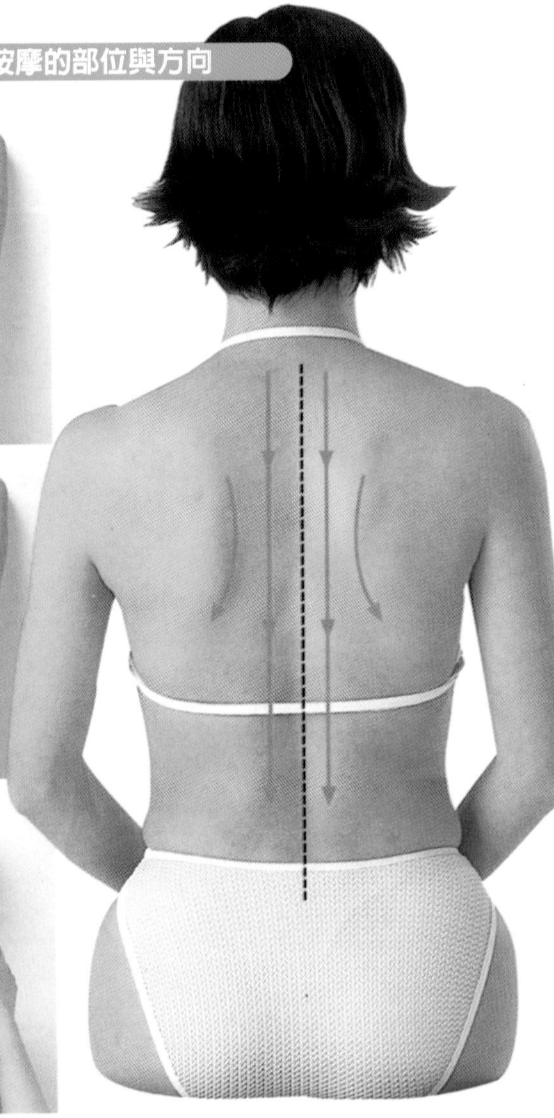

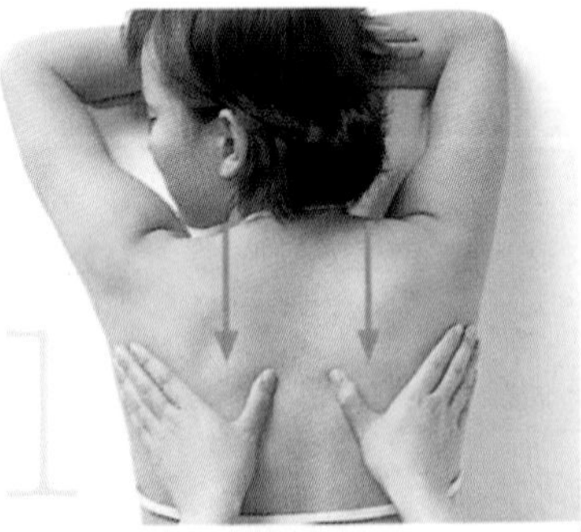

首先，手掌抵住背部，由上往下輕擦。

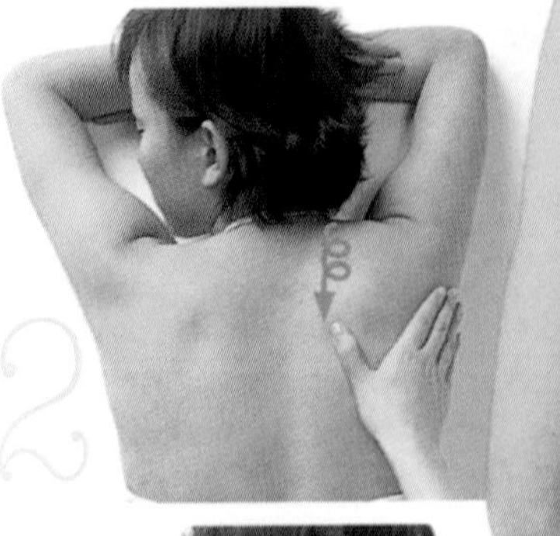

在背骨3cm外側處，用拇指畫圓，由上往下按摩。相反側也以相同的方式進行。

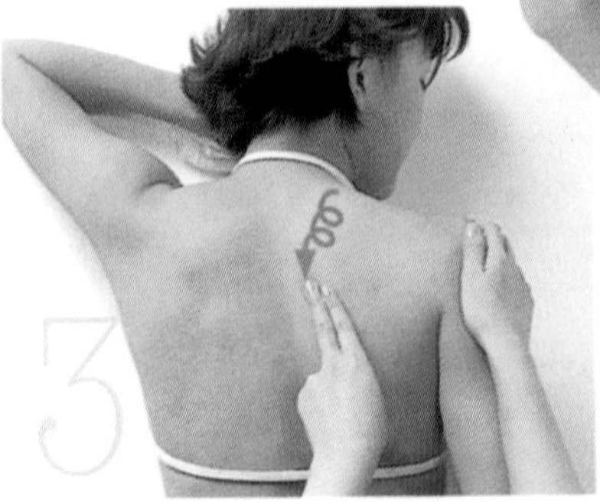

沿肩胛骨內側，用食指和中指畫圓，由上往下按摩。

輕擦整個背部，
按摩背骨兩側與肩胛骨內側。

側，由上往下，摩擦5~6次。

③用拇指指腹按摩距背骨約3cm外側的背肌。用拇指指腹畫小圓，由上往下按摩。以接受按摩者感覺舒服程度的力量進行。相反側的背肌，也以相同的方式進行。

④側躺，沿肩胛骨內側線，用食指和中指畫圓，由上往下按摩。若不知道肩胛骨的位置，可以張開手肘活動手臂，就容易找到了。相反側也以相同的方式進行。

以上按摩總共進行5~10分鐘。

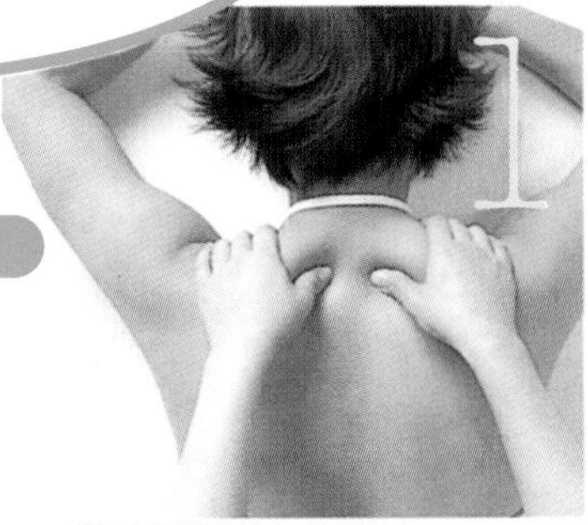
1
雙手拇指均勻按壓肺俞。

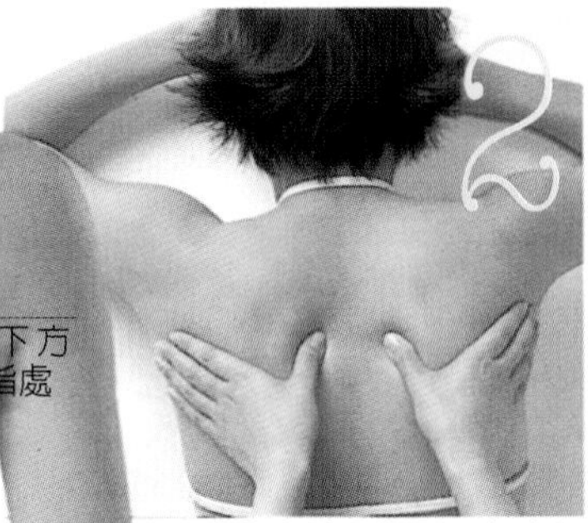
2
心俞和肺俞相同，左右都要按壓。

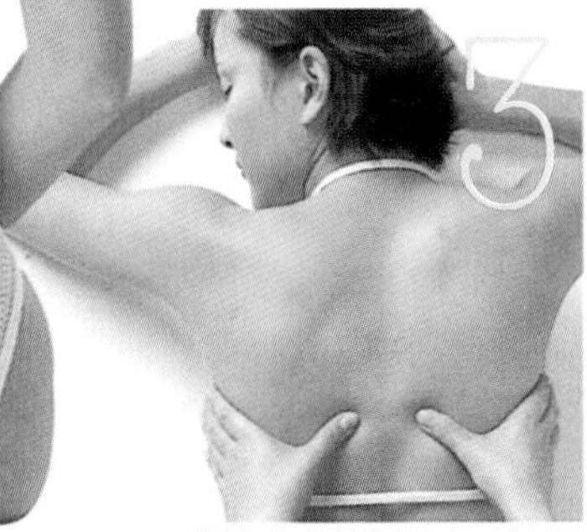
3
膈俞也以相同的方式按壓。

穴道找尋法與指壓

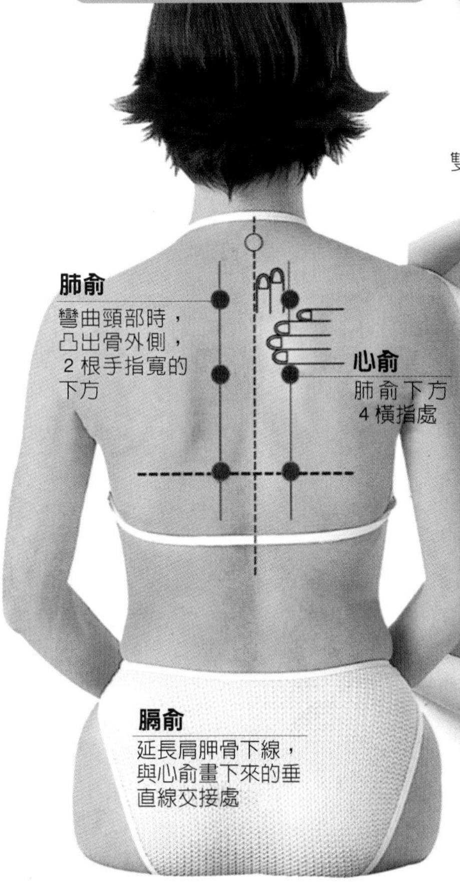
肺俞
彎曲頸部時，凸出骨外側，2根手指寬的下方
心俞
肺俞下方4橫指處
膈俞
延長肩胛骨下線，與心俞畫下來的垂直線交接處

背部的穴道指壓

提高按摩效果的穴道有以下三個。

穴道找尋法與按壓法

肺俞……距背骨外側2橫指寬處，頸部往前彎曲時，凸出骨下方2橫指處。與第三胸椎及第四胸椎之間等高。

心俞……肺俞下方，4橫指寬的位置。與第五胸椎及第六胸椎之間等高。

膈俞……從心俞垂直畫下的線，與肩胛骨下緣延長線交叉處。

任何一處都各有兩個左右對稱的穴道。進行指壓者，用左右拇指，均勻的指壓穴道。彷彿將體重置於手指似的，用整個身體來按壓，方為高明指壓的秘訣。

（伊藤）

手指細而修長

如果均衡使用身體肌肉，脂肪便不易附著，可是在日常生活中，很難保持平衡。

平時我們很少做頸部和背部往後仰的動作，手指也是。如拇指和食指會經常使用，可是小指和無名指就幾乎沒有力量。

此種偏差的肌肉使用方式，會導致皮下脂肪沉著，一定要做運動，來矯正平衡。

欲使手指纖細，一定要做以下的運動和按摩。

手的猜拳運動

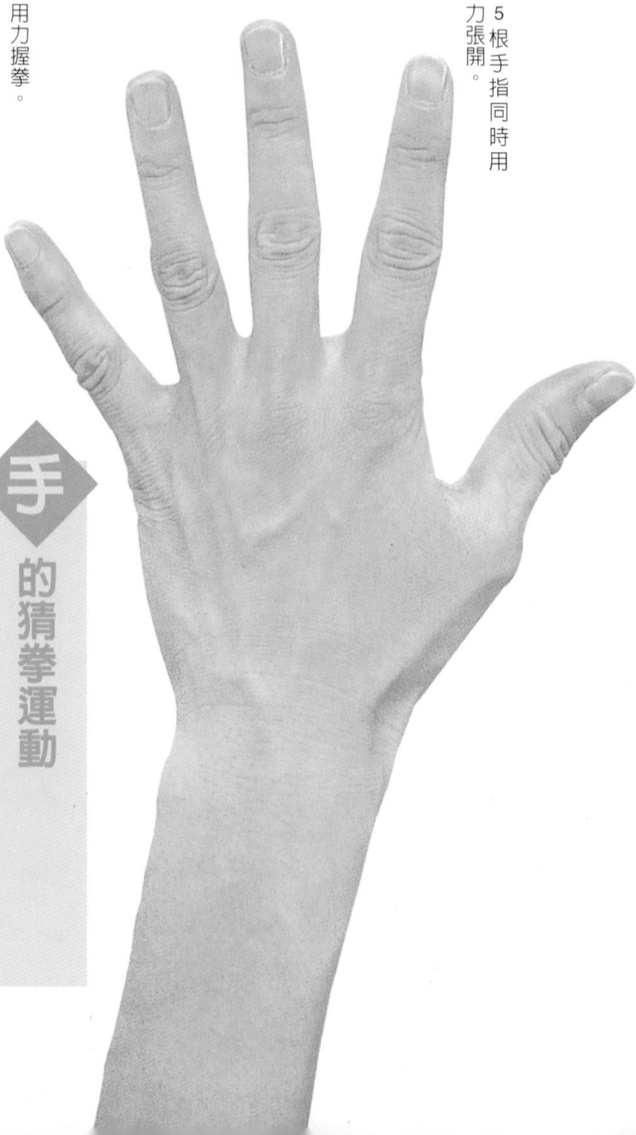

5根手指同時用力張開。

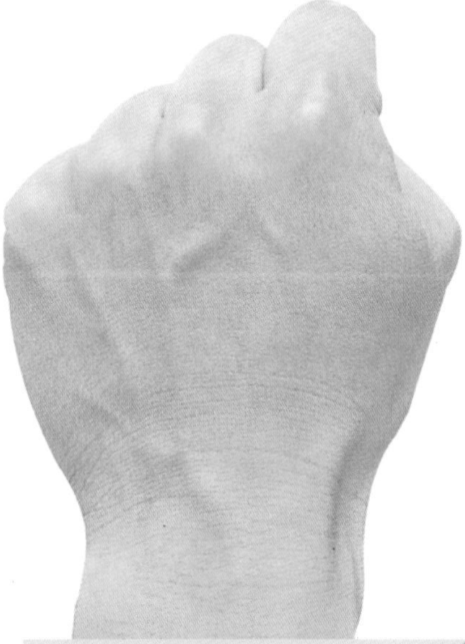

用力握拳。

手的猜拳運動

①5根手指用力，啪的張開。

②手用力緊握，直到感覺疲勞為止。

雖是簡單運動，但是如果認真進行，應該會覺得很疲勞。結束時，手覺得發燙，即表示血液循環順暢。這也是預防及治療肩膀痠痛的有效運動。每天早晨醒來時，躺在床上，就可以進行此運動。

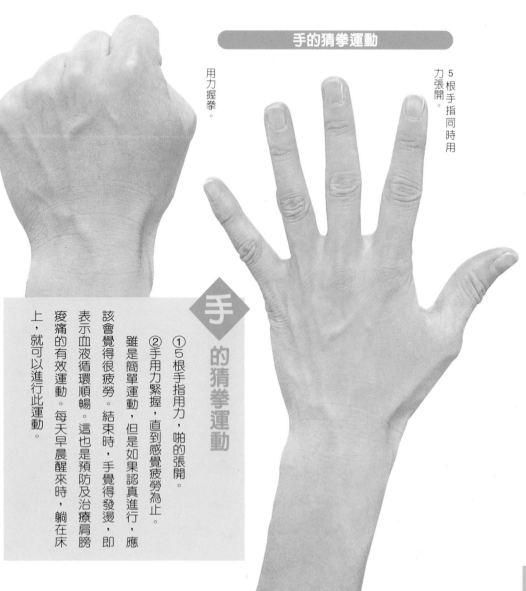

手指的按摩

利用按摩，從外側給予手指的刺激，就能促進脂肪組織的分解。

①拇指與食指緊握手指的根部。

②拉扯手指，手指朝指尖拉再放開，反覆做此動作，可以將血液運送到指尖。

③握住指尖，拉一下再啪的放開，能夠使指尖的血液循環立刻順暢。指尖的血液循環原本就不佳，脂肪代謝也較低，手指按摩即用來改善此狀況，製造出脂肪可以燃燒的狀態。

④按摩結束後，距指甲生長處2mm下方，用拇指和食指的指尖用力按壓1~2秒鐘後放開，反覆做5~6次此動作。

此方法相當於穴道指壓。指甲生長處，有穴道中效果最強的「井穴」。按摩結束時，指壓此穴道，不僅能夠分解脂肪，同時也能創造全身的健康。

以上的按摩和指壓，10根手指都要仔細的進行。

（伊藤）

拇指與食指夾住手指，朝指尖的方向拉再放開，反覆做此動作。

手指的按摩

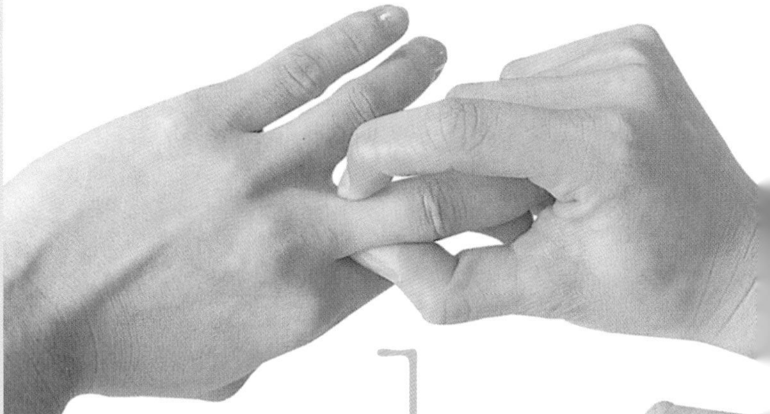

1 從手指根部朝指尖方向，用拇指與食指抓住手指再放開。

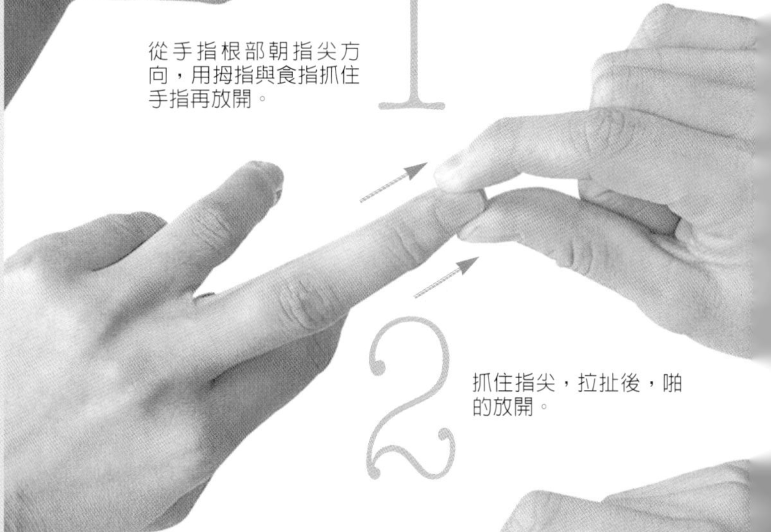

2 抓住指尖，拉扯後，啪的放開。

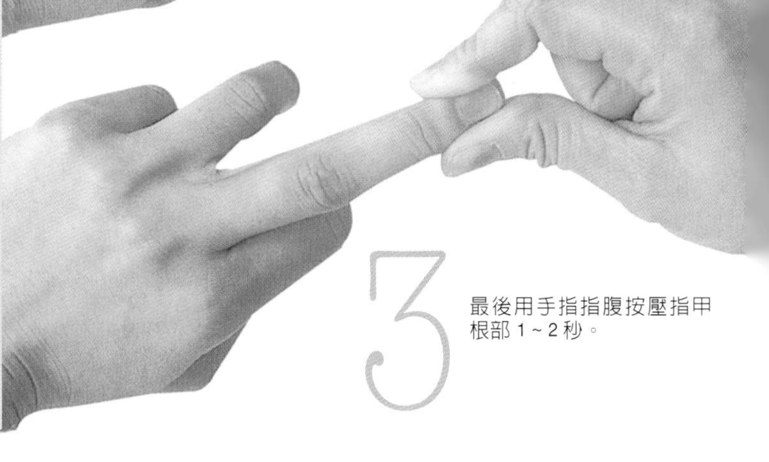

3 最後用手指指腹按壓指甲根部1~2秒。

10 使粗脖子變細

頸部具有粗細長短等個人差異，脖子粗是因為皮下脂肪造成的。其中容易附著贅肉的部位是頸部後方。若在襯衫衣領附近看到很多的贅肉，實在是有礙觀瞻。

如果是女性，更是如此。頸部可以說是臉的一部分，對美容所造成的影響甚鉅。

健康面的要素也不容忽略。肥胖是成人病的溫床，若頸部有脂肪附著，則甚至會阻礙到睡眠中的呼吸。

東方醫學認為，頸部有脂肪附著，形成深橫紋的狀態時，即心臟肥大的徵兆。肥胖會增加心臟的負擔，引起心臟肥大。頸部的贅肉可以當成觀察的指標。

總之，如果頸部有脂肪附著，就要努力消除贅肉。

頸部的側曲

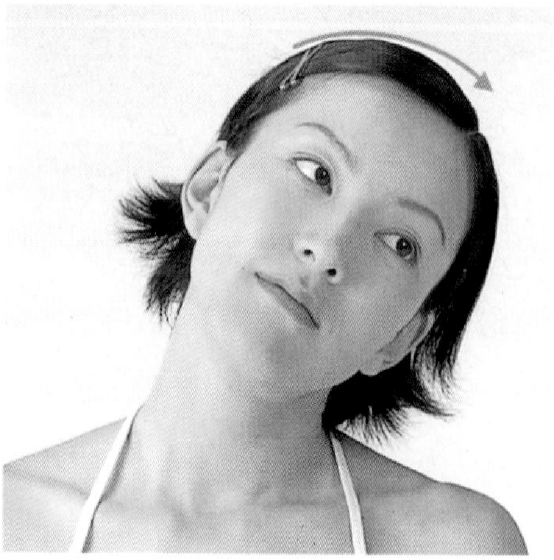

頸部的前後彎曲

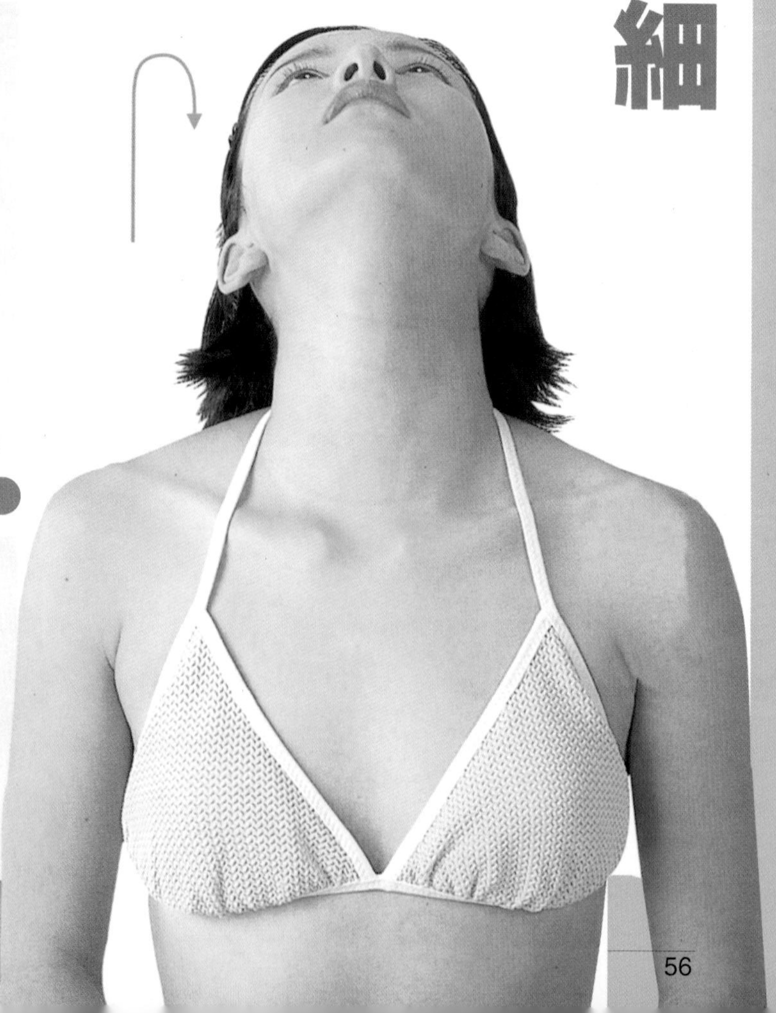

頸部的旋轉

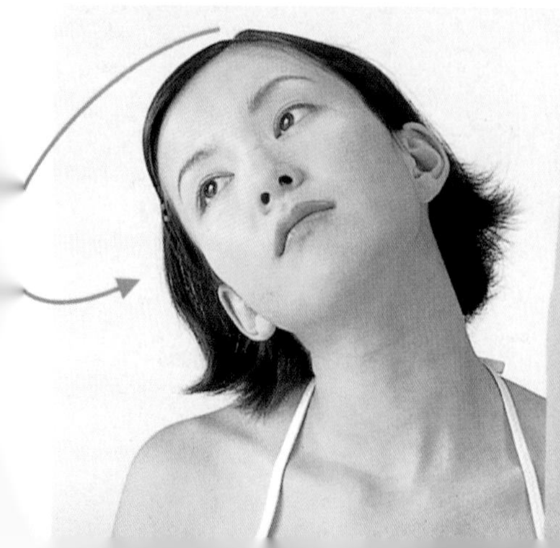

泡澡時做頸部運動，
即使是熟悉的動作，也要好好去做，
會獲得完全不同的效果。

天柱的找尋法與指壓

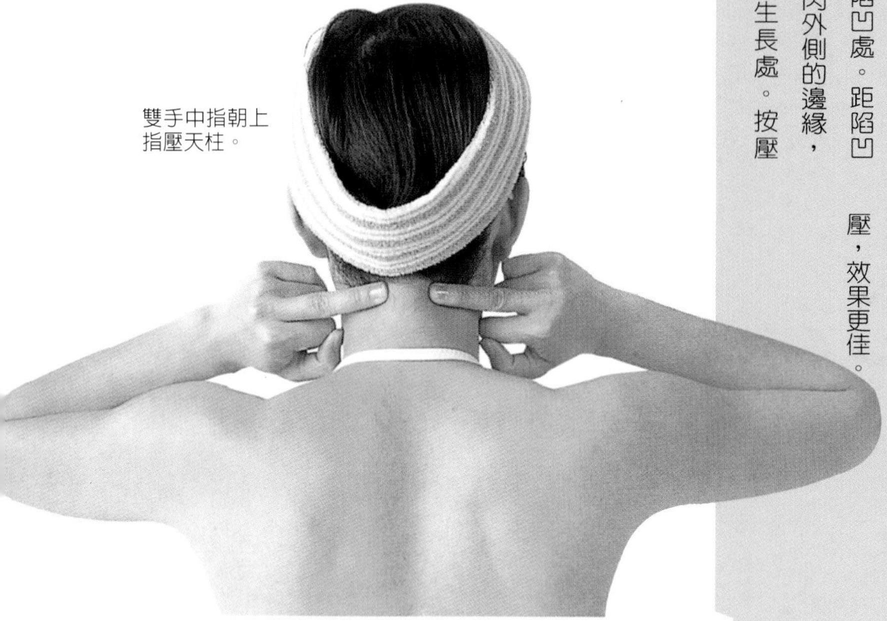

雙手中指朝上
指壓天柱。

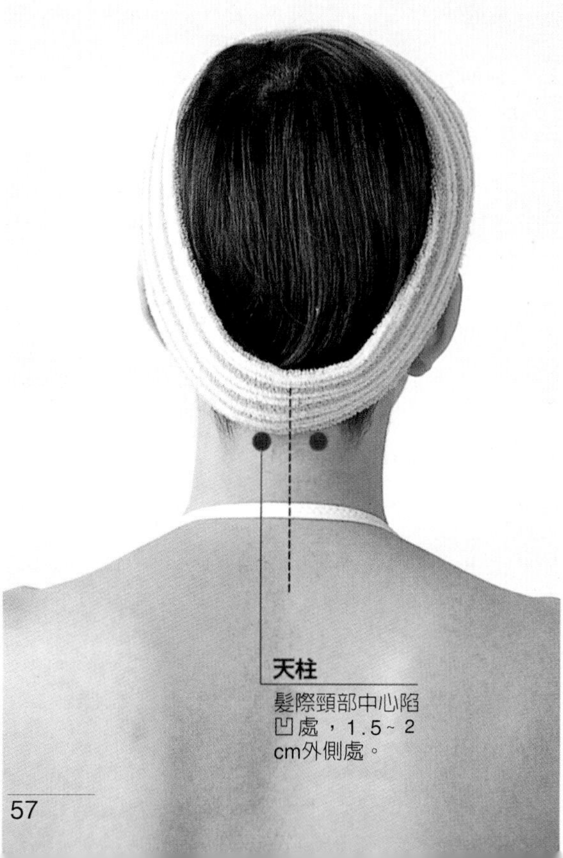

頸部的穴道指壓

指壓必須針對最容易去除贅肉的頸部後方的穴道來進行。

天柱……位於頸部後側陷凹處，外側的穴道。

觸摸頸後側，中央有兩條粗大的肌肉，正中央有深的陷凹處。距陷凹處外側1.5~2cm處，肌肉外側的邊緣，即此穴道，亦即髮際生長處。按壓時，會產生壓痛感。雙手中指左右均勻指壓此穴道，指壓10次，有節奏地按壓2~3秒鐘再放開，反覆進行此動作。

除了天柱外，雙下巴項目（48~49頁）中所介紹的人迎，也一併進行指壓，效果更佳。

頸部運動

活動頸部肌肉，是去除贅肉的捷徑。

①頸部往前深彎曲，直到背部覺得疼痛為止，再盡量往後仰。

②為了充分伸展頸部右側肌肉，頸部往左倒，右側也以相同的方式，盡量傾倒。

③用力旋轉頸部，左右交互進行。

以上皆為大家熟悉的運動，但不要馬馬虎虎的做，一定要仔細的進行。隨時隨地都可以做，不過在泡澡中進行，效果更佳。（伊藤）

11

使腳脖子變細

腳尖朝腳背側後仰，
仔細扭轉腳脖子。
腳踝周邊也要進行指壓。

美麗的腿被喻為羚羊腿，但是不能太細，玲瓏有緻才是美的條件，重點就在於腳脖子。若腳脖子緊繃、纖細，則即使是稍粗的腿，看起來也很美麗。

做運動，再配合穴道指壓，會使腳脖子變細。

腳趾的運動

1

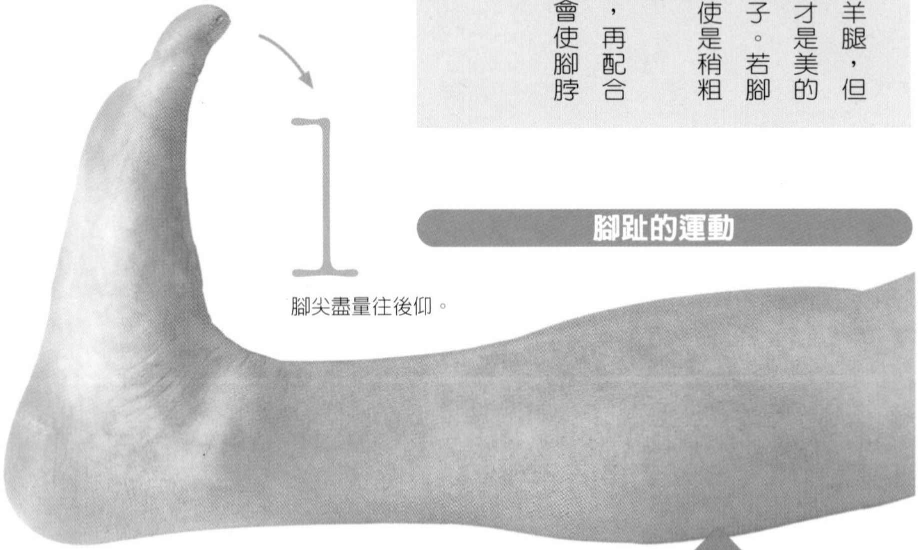

腳尖盡量往後仰。

腳趾的運動

活動腳趾，能夠緊縮腳脖子的肌肉。

①腳伸直坐下，腳尖盡量朝腳背側後仰。

②腳趾盡量往下彎曲。

此運動反覆做10次

2

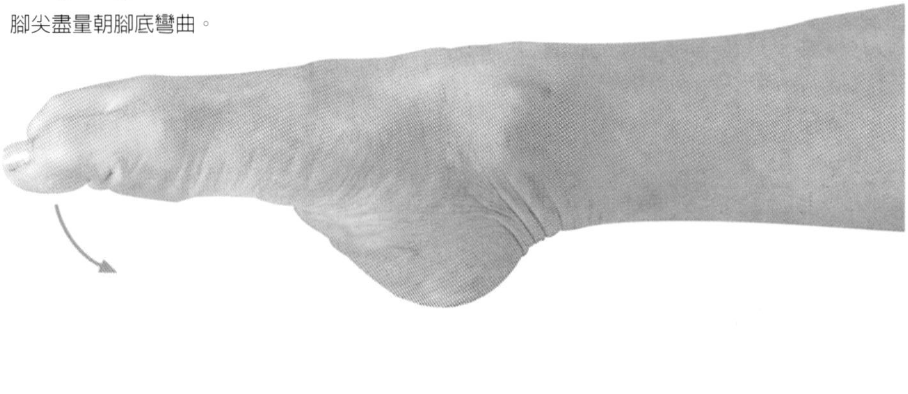

腳尖盡量朝腳底彎曲。

旋轉腳脖子

雖然經常會使用腳脖子，但關節卻無法獲得充分活動。用手使其充分活動，就能去除脂肪。

①腳交疊，用手緊握置於上方的腳趾。

②將腳朝右繞，朝左繞，各繞10次。結束後，相反側的腳也做相同的動作。盡量活動關節，大幅度繞。

同時直立，踮腳尖站立，再恢復原先的姿勢，此運動做10次。再做10次用腳跟站立的運動。兩者一併進行，效果更好。

腳脖子與腹部相比，脂肪較硬，不易去除，所以必須仔細做運動。

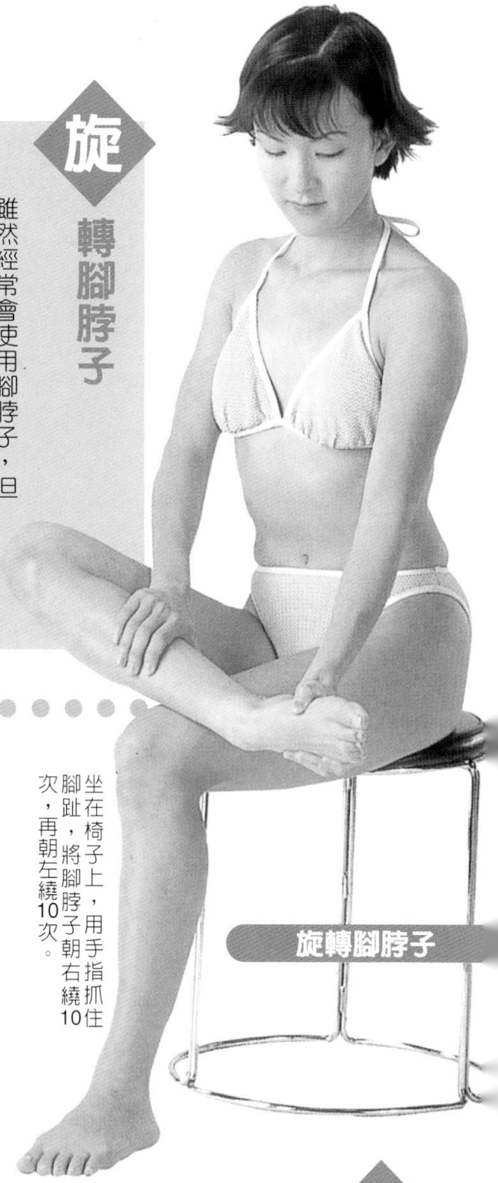

坐在椅子上，用手指抓住腳趾，將腳脖子朝右繞10次，再朝左繞10次。

旋轉腳脖子

穴道找尋法與指壓

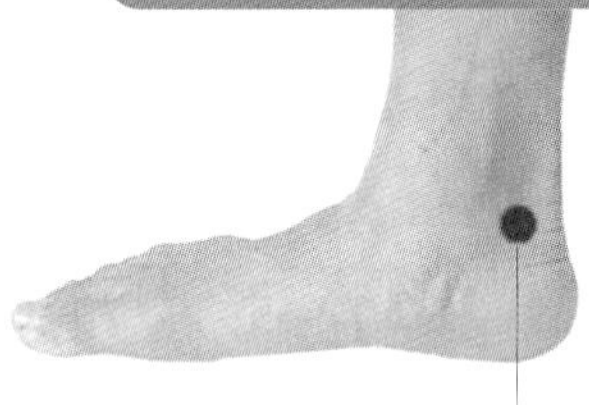

太谿
內踝正後方，能觸摸到脈搏跳動處。

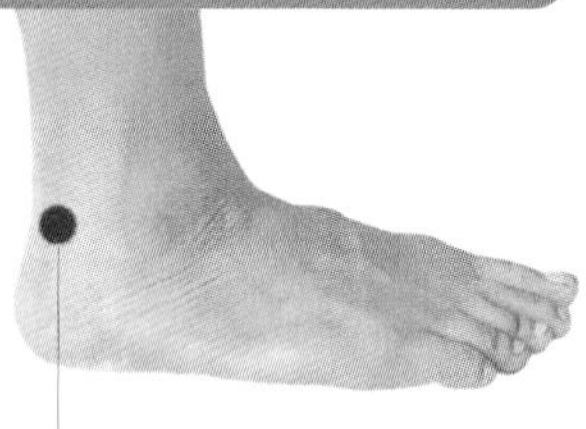

崑崙
外踝正後方與跟腱間的陷凹處。

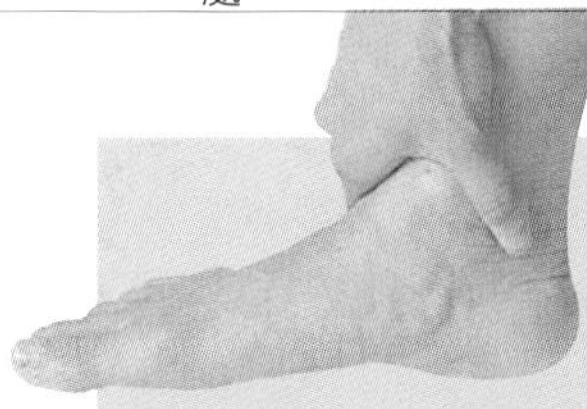

用拇指從腳上指壓太谿。

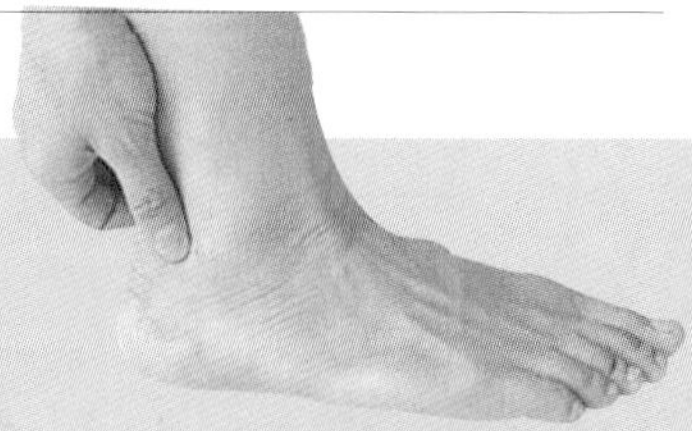

用拇指從腳後側指壓崑崙。

腳脖子的穴道指壓

運動結束後，指壓穴道。

穴道找尋法與按壓法

崑崙……外踝後側的穴道，治療腰痛十分有效。

腳外踝的正後方，跟腱與腳踝間有陷凹處。手繞到腳後側，拇指指壓10次，指壓強度以2~3kg為主。先按壓體重計練習，再進行指壓。

太谿……腳脖子內側穴道。

從腳踝內側正後方，跟腱與腳踝間的陷凹處，按壓時，會產生疼痛感，以此為標準來找尋穴道位置。

從腳上握住腳脖子，拇指指尖有節奏的指壓10次，能夠有效的去除水腫或腳的浮腫。

（伊藤）

12 塑造美麗的小腿肚

由於小腿肚腓長肌、比目魚肌等粗大肌肉發達，因此皮下脂肪不易附著，但仍是可以發現脂肪附著的現象。既然小腿肚的粗細是皮下脂肪造成的，當然可以使其變細。

首先，就從運動開始吧！

小腿肚的按摩

按摩可以促進脂肪分解，有效去除腳的浮腫和疲勞。

將按摩當成泡澡後及就寢前的日課。

①坐在椅子或床上，膝直立，讓腳放鬆，消除肌肉的緊張。

②利用沐浴用的軟刷或用手掌，從腳脖子到膝，將小腿往上摩擦。

腳脖子的上下運動

小腿肚的運動，重點要擺在肌肉根部的腳脖子與膝關節。

①坐在椅子上，整條腿到腳尖為止，筆直伸向前方。

②腳脖子啪噠啪噠的上下移動。往上時，腳尖彷彿朝腳背後仰似的，再伸直腳趾。

如果小腿肚肌肉稍微感到疼痛，則刺激適當。一次只需進行10次回即可。隨時隨地想到就可以做。

除了此運動，坐著抖動腿，也是膝關節的運動。

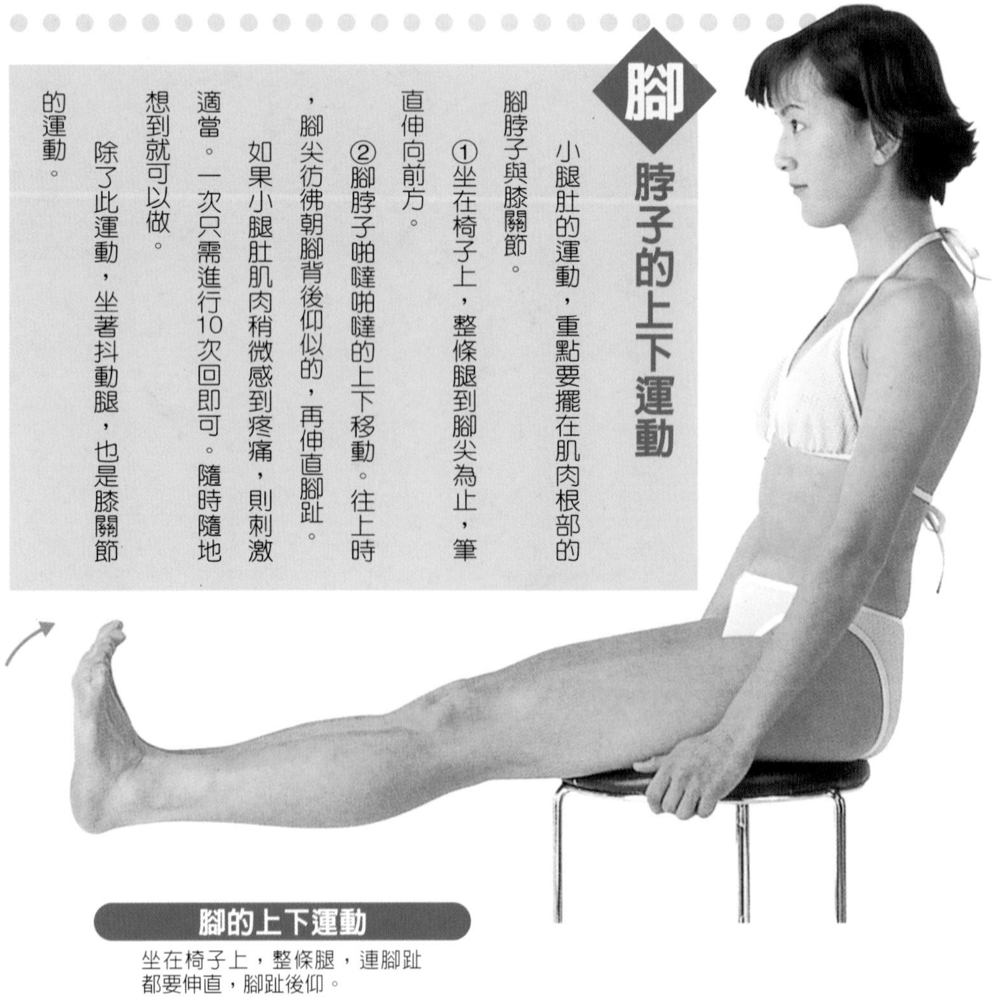

腳的上下運動

坐在椅子上，整條腿，連腳趾都要伸直，腳趾後仰。

腿放鬆，去除肌肉的緊張，可以利用沐浴用的刷子或手掌進行按摩。

若用手進行，雙手彷彿包住整個小腿肚似的，由下往上摩擦。

③足脛周圍的肌肉，也是從腳脖子朝膝，往上摩擦。反覆進行5～6次。

④坐下來進行時，可以將腳置於相反腳的膝上，放輕鬆。

⑤用拇指和4根手指抓住小腿肚，一邊畫小圓，一邊按摩，主要以拇指為主。小腿肚的內、外側及足脛側面，由下往，進行按摩。總共輕輕按摩10次。

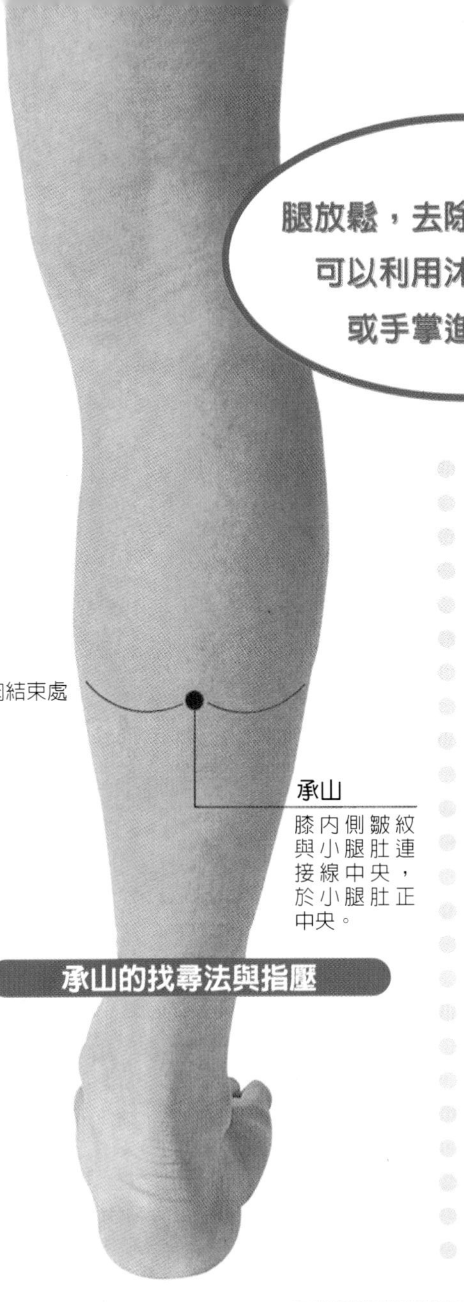

承山的找尋法與指壓

小腿肚的按摩

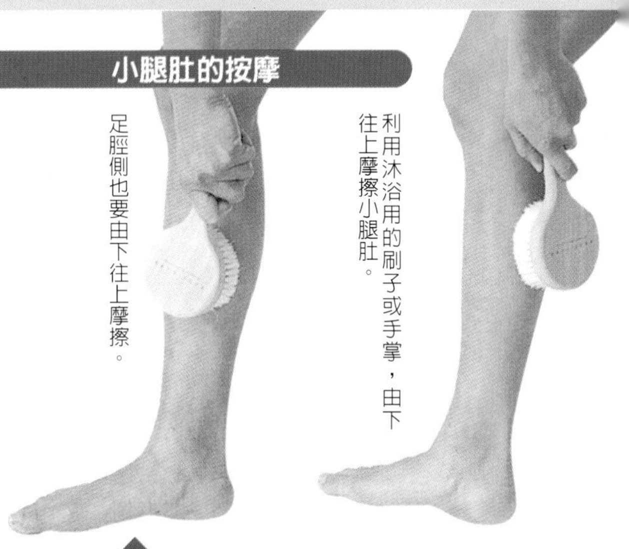

利用沐浴用的刷子或手掌，由下往上摩擦小腿肚。

足脛側也要由下往上摩擦。

小腿肚的穴道指壓

使用小腿肚中央的承山穴。

承山……膝內側皺紋，與腳脖子連接線中央處，即此穴道的位置。小腿肚用力時，緊張隆起的肌肉根部，即承山穴。放鬆腿的力量，用拇指指壓10次。（伊藤）

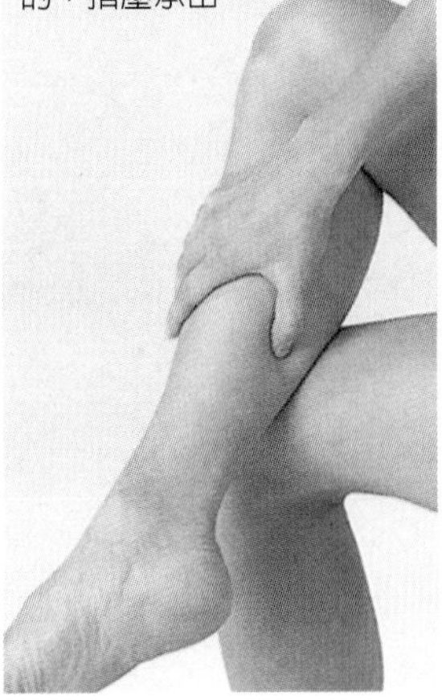

拇指彷彿握住腿似的，指壓承山。

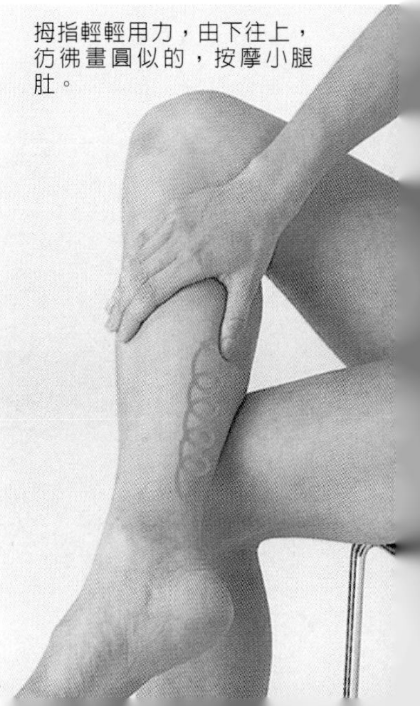

拇指輕輕用力，由下往上，彷彿畫圓似的，按摩小腿肚。

乳房上抬，達到豐胸效果

過了20歲，身體失去彈性，如果放任不管，乳房會下垂。

欲創造尖挺的乳房，必須強化支撐胸部的胸大肌。

祈禱運動

鍛鍊胸大肌的運動。

①背肌挺直，姿勢擺正。

②盡量張開手肘，雙手手掌於胸前貼合。

③貼合的手用力，慢慢將手臂上抬至額頭前。手肘以下的部分，筆直上抬。

④在額頭前靜止2~3秒鐘，啪的放鬆力量。

祈禱運動

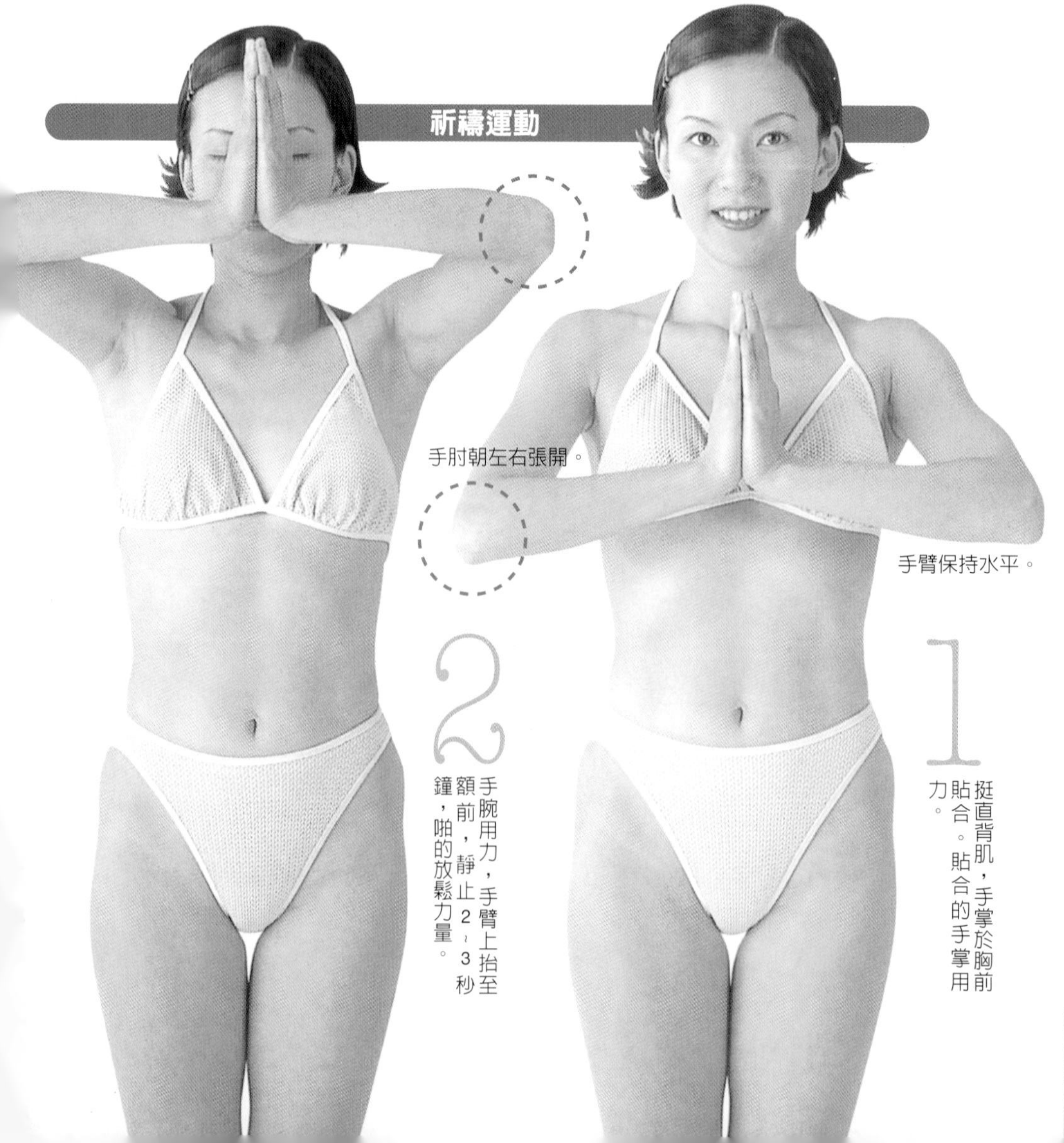

手臂保持水平。

1 挺直背肌，手掌於胸前貼合。貼合的手掌用力。

手肘朝左右張開。

2 手腕用力，手臂上抬至額前，靜止2~3秒鐘，啪的放鬆力量。

此運動反覆做10次。手掌用力時，胸大肌就會緊張，最後在脫力時，就能將新鮮血液送達肌肉。

挺胸運動

①手在背後交疊。
②手往上抬，盡量挺胸。同樣進行10次。

挺胸運動

1

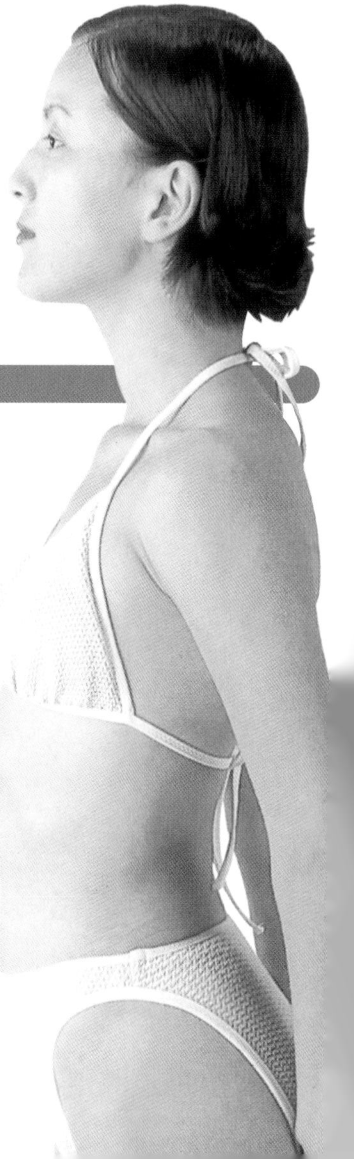
手翻過來，於背後交疊。

2

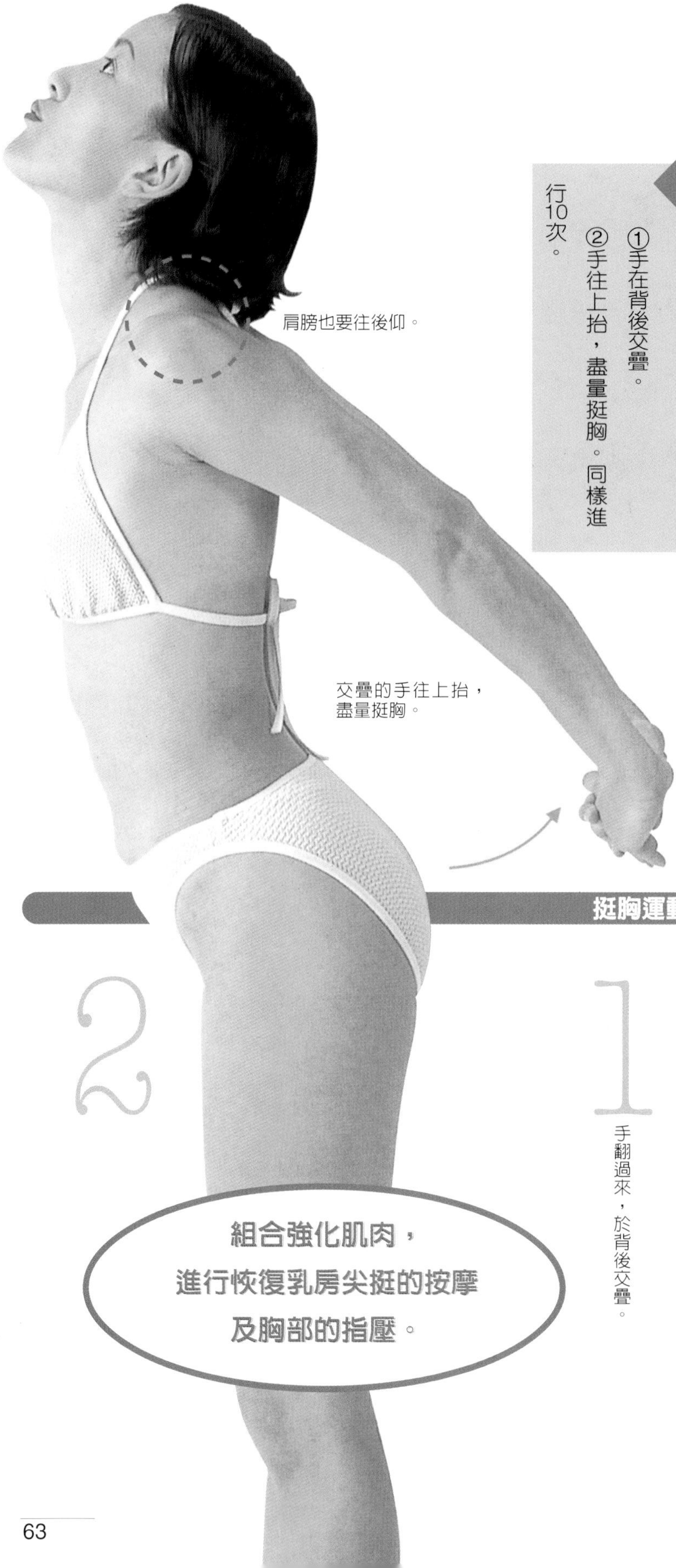
肩膀也要往後仰。
交疊的手往上抬，
盡量挺胸。

組合強化肌肉，
進行恢復乳房尖挺的按摩
及胸部的指壓。

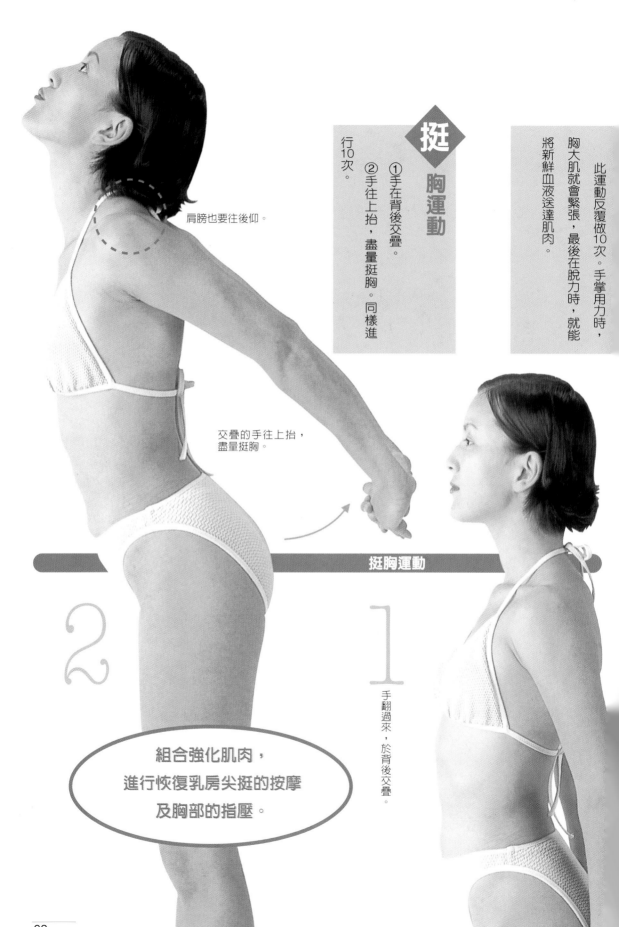

乳房的按摩

按摩能鍛鍊肌肉，亦具有豐胸的效果。

①用雙手手掌抵住單側乳房，由右往左，由左往右，畫圓摩擦。兩邊乳房都要進行。

②單手將乳房由下往上抬似的進行按摩。另一隻手抵住乳房上方，固定乳房。

以上按摩，泡澡後進行2~3分鐘。

豐胸按摩

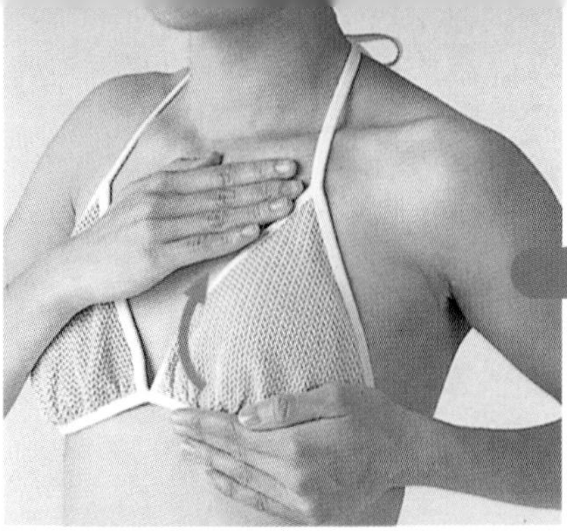

1

雙手手掌抵住乳房，彷彿畫大圓似的按摩。

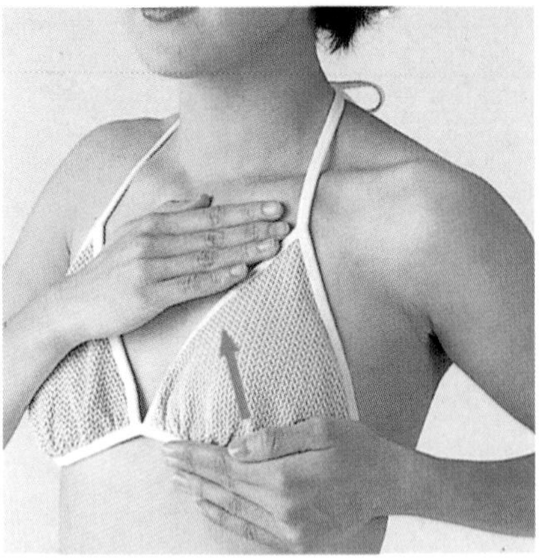

2

其次，單手由下往上抬起乳房，進行按摩。另一隻手輕輕抵住乳房上方。

乳房的穴道指壓

指壓乳房，能促進肌肉發達，使性荷爾蒙分泌均衡。

穴道找尋法與按壓法

膻中……胸中央的穴道。兩側乳頭連結線的中央，胸骨正上方，按壓會有鈍痛感。

用食指或中指，按壓此處2~3秒再放開，反覆做10次。口中數「1、2、3」時按壓，數「4」就放開。依此要領進行。為了使刺激深入，要以一定的節奏，反覆給予相同強度的刺激。

神封……膻中與乳頭連結線的中央，稍近下方。用中指或食指按壓10次。單側進行完畢，切勿忘了指壓另一側。

（伊藤）

穴道的找尋法與指壓

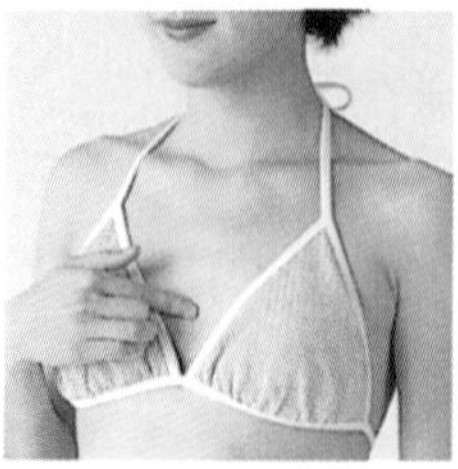

用中指或食指從上方指壓膻中。

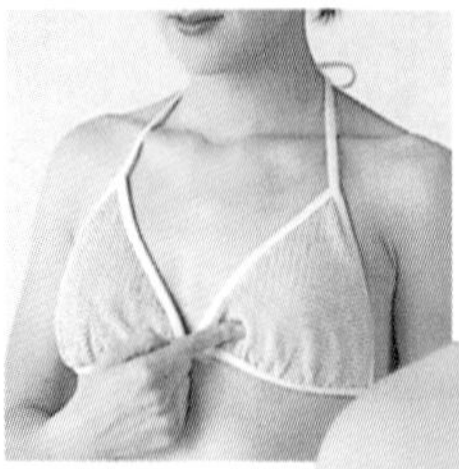

用食指或中指按壓神封。

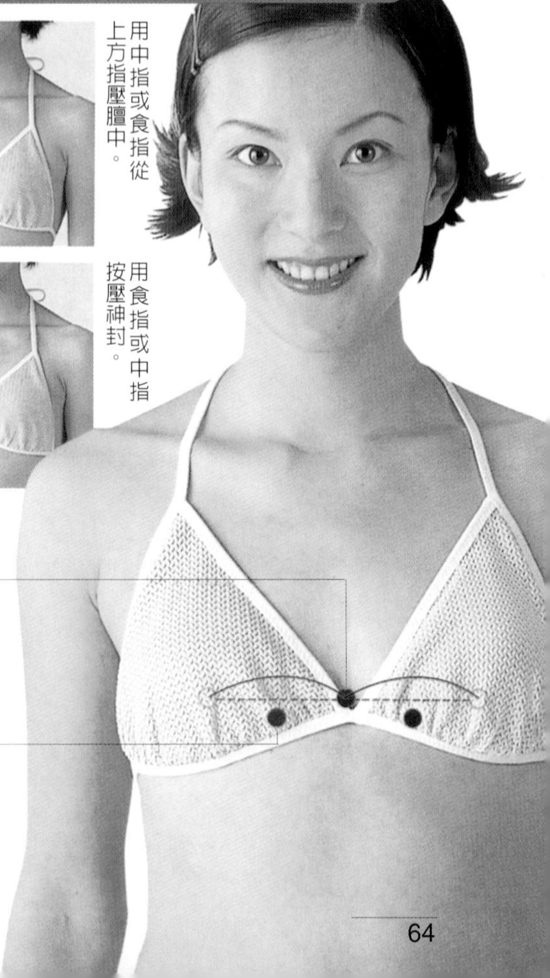

膻中

乳房頂端，連結線的中央，胸骨正上方。

神封

膻中與乳房連結線中央部稍下方。

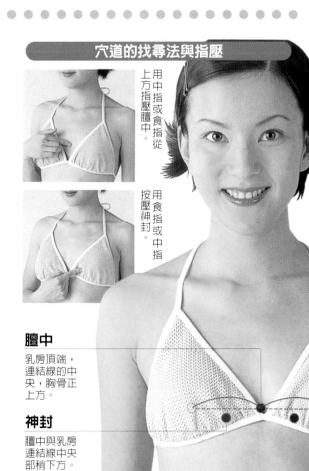

減少體脂肪，
塑造不易發胖身體的
理論篇

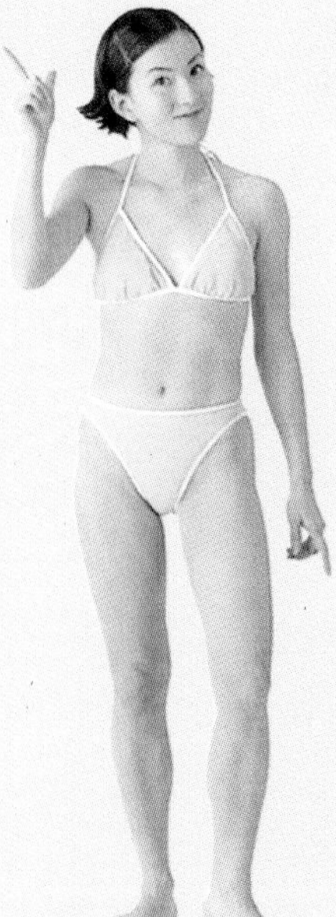

是否被錯誤的減肥法所騙

為什麼你會減肥失敗

許多人認為「減肥」等於「減輕體重」。在意肥胖的人，為了減肥，向很多減肥法挑戰，可是為什麼仍然無法成功呢？或者減肥成功後，體重又恢復原狀，甚至有許多比減肥前更胖的例子。

減肥的想法比別人更強，但為什麼許多人總是在重複失敗呢？

首先要考慮的是，減肥法是否錯誤呢？

據說現在社會上的減肥法有二千種以上，而減肥成功，能夠維持滿意體重的人卻很少。由此可知，矇騙法氾濫。

「多喝茶就能變瘦」「只吃蘋果」「完全不吃油膩的減肥」「不吃飯」等極端限制飲食減肥法陸續登場。

此類減肥法或許能夠驟然減輕體重，但是身體某處可能會因此而出現問題。失去肌膚光澤，稍微活動身體就喘氣不已，有時甚至因而喪命，導致可怕的結果。如此減肥當然會失敗。

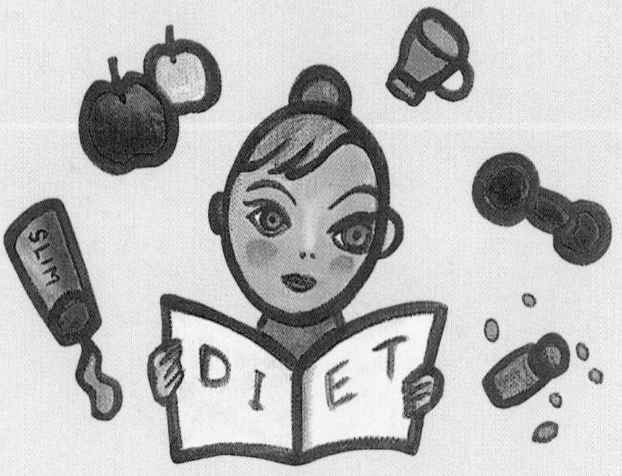

不要被標準體重所騙

過胖者開始減肥時，首先要考慮的是設定目標，如「想要減輕○kg」、「要瘦到標準體重為止」或「腰圍要瘦到○cm為止」，亦即設定努力目標。

將標準體重神話化，認為「只要將體重減至標準體重就不會太胖，對健康而言，也很理想」。這種心情我能夠了解，但是太執著於標準體重，可能會忽略了減肥的本質。

大家所熟悉的方法是（身高－100）×0.9。這是稱為布洛卡變法的標準體重算法，國內經常利用。可是卻具有對身高較高的人較為寬鬆，對身高較矮的人條件較為嚴格的缺點。即使身高較矮，但內臟和骨骼仍要維持一定的重量，因此布洛卡變法，不注重身高的差異，而以標準的方式算出體重，身高較矮的人，則被迫要求減肥。

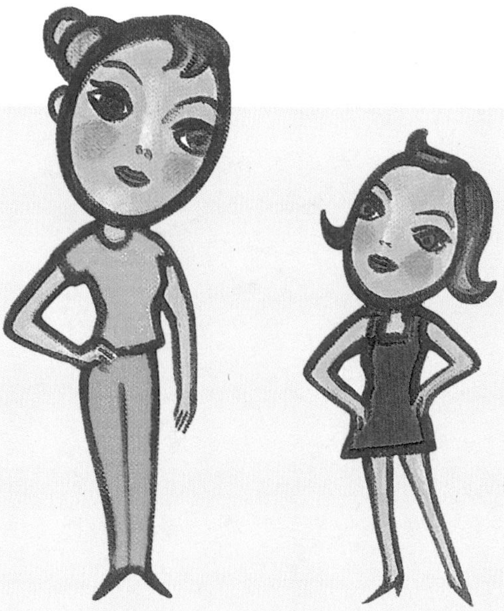

布洛卡變法所代表的標準體重，幾乎都是以對於身高而言的體重比例作為指標。為了使指標更正確，以往開發了許多標準體重，由於各有優劣，所以無法確立一定的方式。

國際的BMI＝體重（kg）÷（身高（m）×身高（m）），當成肥胖度的指標來利用。但是，對於身高較矮的國人而言，計算方式卻不見得合理。

亦即標準體重不過是一個大致的標準，不能算是正確掌握了個人的肥胖度。

肥胖的基準要以體脂肪率作為觀察

肥胖或太胖事實上也許不是體重過多，而是體重中所佔脂肪量太多。

藉著健身或游泳鍛鍊身體的人，對於身高而言，體重比例較高，但並不算是肥胖，因為這些人體重增加，並非脂肪，而是肌肉的緣故。

此外，因為遺傳等的因素，個人的骨骼和肌肉量各有不同。同樣的身高，有的人骨骼較粗，肌肉質的人，體重也較重。

因此，這些人的理想體重當然具有個人差異。亦即是否肥胖，並非看體重或大小尺寸，而是體重中脂肪所佔的比率＝體脂肪率。

一般體脂肪率的標準值，成年男子為15~18%，成年女子為20~25%。所謂的「肥胖」，即體重中所佔的脂肪，男子超過25%，女子超過30%的狀態。

欲知道自己的體脂肪率，可以請衛生所、醫院或健身房進行測定。最近有些家庭用的體重計也包括體脂肪計在內。不過任何一種都不是正確值，而僅顯示大致的數值，可作為了解自己體脂肪率變動的參考。

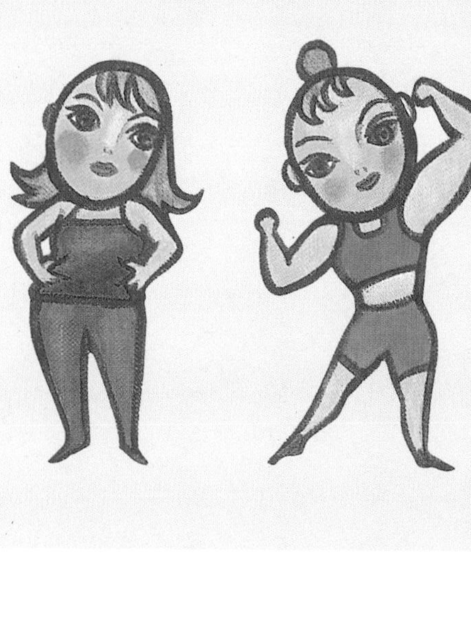

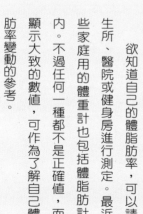

以自己的感覺掌握理想體重

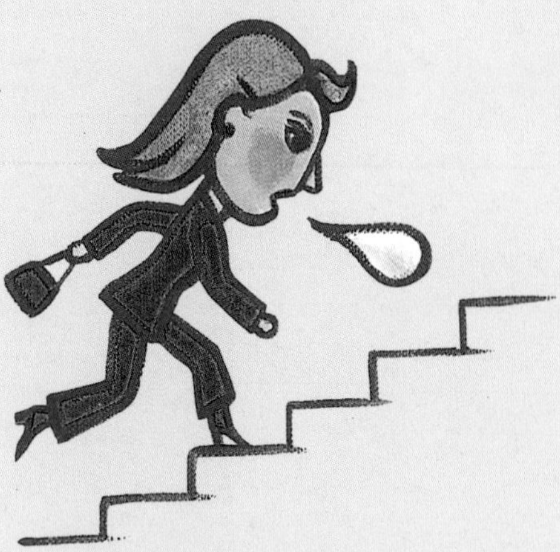

減肥後，雖然獲得苗條的身段，卻使體力減退，連走路都會喘氣，代表這並非好的減肥法。身體緊縮、輕盈，體力充實，內臟、肌肉及身體體調，都能順暢發揮作用的體重，才是理想體重。若在減肥時欲設定目標，那麼不要考慮標準體重或尺寸大小，而要從對人體而言，尤其是對個人的身體構造和機能兩方面來考慮理想體重的目標。

具體而言，究竟何者可作為判斷的標準呢？不要以數值決定，用自己的感覺來掌握。例如，

- 能否快步順利的走到車站或公司？
- 爬樓梯是否會喘氣？
- 是否覺得自己的體重過重？
- 早晨起床時，是否覺得自己睡不好或容易疲倦？
- 是否因為日常動作或作業而疲勞，或者是花太多時間、想休息？
- 在車上即使是站著，是否也很有元氣？

等等，以體調當成基準，作為考量。

現在太胖的人，要以能夠輕鬆做這些事情的體重為目標來減肥。此外，合乎標準體重或低於標準體重的人，也必須在感覺這些症狀時，格外注意。

有恆心，持續運動，就能迅速掌握身體的變化。活動身體，即能了解當時體調的優劣。體操選手或芭蕾舞者，對於1kg體重的增減，都會產生敏感的反應，即自身能夠掌握理想的體重。

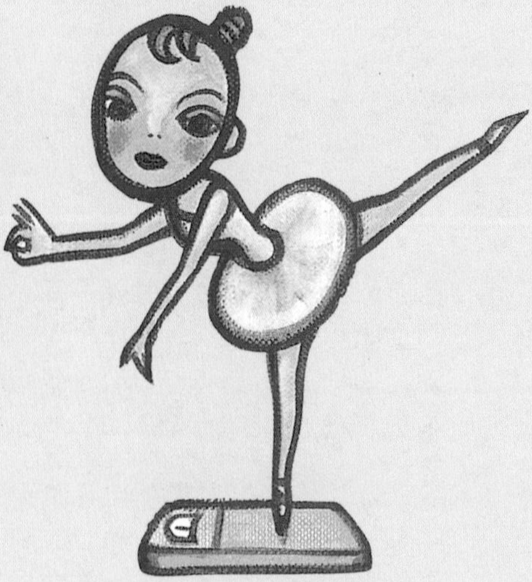

不要為標準體重所擺佈，這種減肥法會因為體重計指針的移動，而一喜一憂，過度焦躁的減肥，反而會失敗，甚至出現神經性的拒食症。體重計顯示的體重，只是一個大概的標準，減肥最重要的是自己的感覺。身體能夠隨心所欲的活動，活動身體覺得心情爽快，做任何事情都能產生慾望，擁有上述實際的感受時，即表示你已擁有理想體重，減肥成功了！

為何身體會蓄積脂肪呢

並非所有的食物都會變成脂肪

食物在體內各自被分解吸收，經由各種管道加以利用。

問題在於如何使用。

例如，三大營養素之一的蛋白質，與醣類相比，攝取量較少，多半被用來製造身體。食用蛋白質後，代謝亢進，發生熱量的食餌誘發性體熱產生的反應比較大，因此近30％的熱量，都在此反應中浪費掉了，所以成為體脂肪的比率較低。

亦即如蛋白質等的食物不易成為脂肪，反之，有些卻容易變成脂肪。

醣類和脂質是肥胖的原因

與肥胖有密切關係的營養素就是醣類（碳水化合物）與脂質。肥胖元凶脂肪組織的細胞，我們體內有二〇〇億至三〇〇億個，是以流入血液中的血糖和脂肪為材料，導致發胖。當醣類進入體內時，會依以下方式進行使用。

①溶入細胞中，線粒體利用來產生熱量。

②成為糖原，儲存於肌肉及肝臟。肝臟的糖原必要時，會分解為葡萄糖，釋放到血液中（血糖），或於肌肉中成為燃燒的熱量。

③分解為氨基酸，成為低蛋白儲存起來。

④多餘的醣類成為中性脂肪，儲存在脂肪細胞內。

四種情況會依何種管道利用，端視當時的身體狀況而定。

例如身體活動旺盛時，大多當成熱量來使用。運動時，肌肉的糖原被消耗掉，就可以利用此營養素來填補。反之，當身體保持休息狀態時，成為脂肪儲存起來的機率就增高了。

因此醣類如果在稍後要活動的早餐或午餐時攝取，即不易成為脂肪。一旦晚餐攝取過多，亦會成為脂肪，而導致肥胖。

脂質使用比醣類更單純，通常以當成熱量來利用或儲存於脂肪細胞內等兩種管道為主。作為熱量利用，其餘多半會儲存於脂肪細胞內。因此，食用炒菜或油炸菜等脂質較多的食物，而且不是在早餐或午餐攝取，而是在晚餐攝取時，就容易導致肥胖。

使脂肪細胞肥胖的胰島素

在我們體內的脂肪是如何蓄積的呢？

我們全身的脂肪細胞中，約有一半集中於皮下組織，其餘則在腹腔內（腸系膜、後腹膜、大網膜等），找尋使身體肥胖的機會。此時在背後推波助瀾的就是由胰臟分泌的胰島素。

小腸吸收了部分醣類，流入血液中，成為血糖（葡萄糖）。用餐時，血糖值會上升，成為一種刺激，使胰臟分泌胰島素。

胰島素是身體為了利用醣類而製造出來的荷爾蒙，具有使平常封閉的細胞門戶大開的作用，所以葡萄糖得以進入細胞中。在細胞中的小器官腺粒體處，成為熱量源，轉化為蛋白質或脂肪。糖尿病就是因為胰島素作用降低，醣類很難進入細胞所導致的狀態。

胰島素對於醣類代謝而言，是不可或缺的荷爾蒙，對脂肪細胞而言，也是不可或缺的物質。

藉著胰島素的作用，進入脂肪細胞中的葡萄糖，又因酵素的作用，合成為中性脂肪，儲存於脂肪細胞中。此外，胰島素也可以促進在脂肪細胞中的脂肪合成，使體脂肪增加。

胰島素也會促使吸收的脂質（乳糜微粒）溶入脂肪細胞中，此時對於溶入作用會發揮效果的就是脂蛋白脂肪酶。脂蛋白脂肪酶會召喚在脂肪細胞中的脂肪酸，胰島素則有使脂蛋白脂肪酶活性化的作用。

亦即胰島素具有以下的作用。

①讓血糖溶入脂肪細胞中，使其合成體脂肪。

②使脂蛋白脂肪酶活性化，讓血液中的脂肪溶入脂肪細胞中。

③對合成脂肪酸的酵素發揮作用，使脂肪合成旺盛。

肝臟也能夠發揮①與③的作用。在肝臟提高脂肪合成的作用，將體脂肪的根源VLDL釋放到血液中。

脂肪細胞會導致肥胖的原因不只如此，不過胰島素確實具有重要的作用。

脂肪蓄積的構造

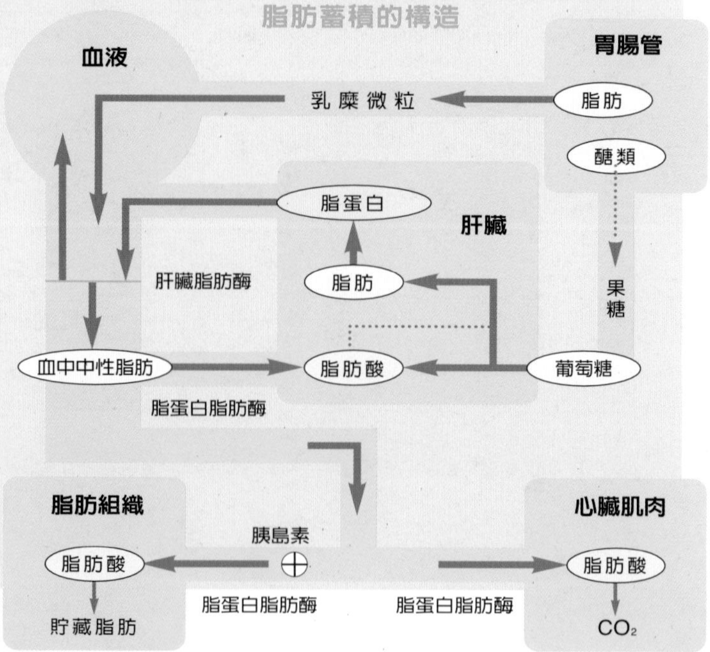

根據『女人要多鍛鍊，男人不要發胖』鈴木正成著（講談社）

攝取相同的食物，為何有人會發胖，有人不會發胖

攝食時，熱量代謝旺盛

「我無論吃什麼，都會發胖，連喝水都會胖。」

「和媽媽一樣，我是屬於容易發胖的體質。」

有些人吃再多的東西都不會胖，有些人吃等量的食物，卻都變成血和肉，成為脂肪，不斷發胖。

肥胖的型態究竟有何不同？

「胖」與「不胖」與胃腸消化吸收力的差距及食慾等有關，但是，最近又發現一項了解這些關係的線索。

進行此實驗的是英國學者們。

肚子餓時，會感覺發冷，無論是吃冷的或熱的食物，只要填塞一些東西，身體就會變得溫暖，大家都有這樣的經驗。此即在攝食後，新陳代謝旺盛，細胞會製造出大量的熱量之故。

英國學者們利用此構造，調查容易發胖與不易發胖者，用餐後熱量代謝是否具有差距。

被挑選的受試者是中年男性①一天平均攝取三六〇〇kcal的食物，但平均體重卻是屬於71kg的苗條群，②一天攝取一六五〇kcal的食物進行減肥，但體重卻仍無法低於81kg的肥胖群。

國內成年男性一天攝取熱量平均為二五〇〇kcal，則①是屬於很會吃的瘦子，②是再如何努力，也無法變瘦的肥胖群。

容易肥胖者，自律神經反應遲鈍

給予此兩群一〇〇〇kcal與五〇〇kcal的飲食，4小時後，測定熱量代謝的上升率。

結果兩者具有明顯的差距。肥胖群攝取一〇〇〇kcal的食物後，熱量上升率不到飯前的20％，而不易發胖群，則上升至29％；攝取五〇〇kcal的食物，肥胖群上升率只達8％，不易發胖群則達22％。前者不到後者的$\frac{1}{3}$。

亦即容易發胖與不易發胖相較，飯後熱量上升率明顯降低。

因此，容易發胖的人攝食後，變成熱量，分解消耗掉的量較少，而易成為脂肪蓄積。

那麼為什麼容易發胖的人，飯後熱量代謝上升無法充分進行呢？

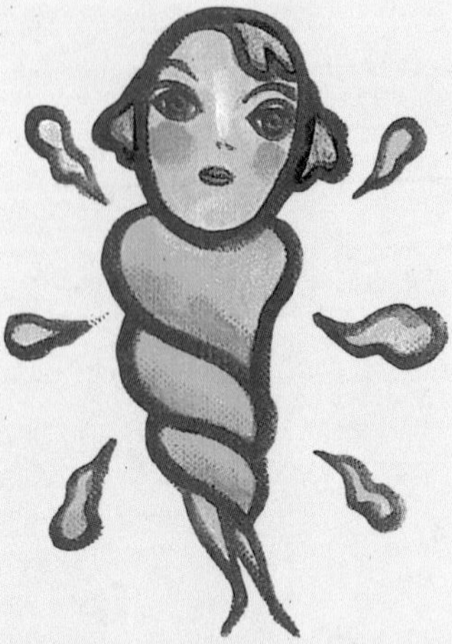

這是因為自律神經反應遲鈍的緣故。當食物進入體內時，一般人會因為刺激自律神經（交感神經）功能旺盛，熱量代謝上升，可是容易發胖的人，自律神經無法充分反應，致使熱量也代謝無法旺盛進行。

容易發胖的人，飯後胰島素上升度很大。先前曾說明過，胰島素會促進血液中的葡萄糖溶入全身細胞中，促進體內脂肪的合成或蓄積。

發胖型與不易發胖型的人，自律神經系統和內分泌系統兩者的反應方式具有相當大的差距。

當然並非易發胖者就要放棄瘦下來的念頭，因為知道弱點在此後，只要使自律神經功能旺盛，防止胰島素上升即可獲得改善。藉運動或吃熱食有助於自律神經的調整。欲調整胰島素，必須在食物的攝取方式和吃的時機上下工夫。

這也是在此所介紹的以運動為主的減肥法的重點。

關於與遺傳的關係，許多人認為容易肥胖的人得自父母的遺傳，但事實上，是否容易發胖，後天環境的影響非常大。

自小就肥胖的人，即使減肥，仍容易發胖

雖與容易發胖無直接關係，可是在不易減肥，卻容易發胖這一點上，值得注意的是，小時候開始的肥胖兒。

贅肉的內容物是中性脂肪，它不會直接附著於體內，而會積存於脂肪細胞中。

年過中年而發胖，通常就是因為脂肪細胞變大、膨脹，成為中性脂肪積存型（近來發現，中年以後，隨著脂肪細胞增加，也會造成肥胖）。

青春期前，成長期的肥胖，脂肪細胞的數目會增加2倍至3倍。遺憾的是，一旦脂肪細胞增加，即使利用節食或運動，仍只能縮小脂肪細胞，而不能減少其數目。脂肪細胞變小，身體當然就會變得苗條，事後的維持，就成為最重要的問題了。

藉由減肥勉強縮小的脂肪細胞，隨時都在等待機會，恢復原來的大小，所以只要稍不留意，攝食過多，立刻就會膨脹，因此即使減肥，也會徒勞無功。

為了使脂肪細胞保持縮小的狀態，減肥後不要忘記，多運動，勿攝食過多。

確實會導致肥胖的吃法

晚餐攝取高脂肪食物後就寢

現代人肥胖最大的原因就是晚餐攝取了熱量太多的美食，而且在短時間內就寢。對於生活忙碌的我們而言，一天的開始，早餐可能只吃一點東西，午餐也在外面隨便解決，晚餐是好不容易能夠靜下心來用餐的時刻，而且可能會吃很多的油炸品、排骨肉、燒肉、中華料理等高脂肪的食物。

脂質較多的料理，再搭配飯、麵包或麵類等澱粉質的食品一起食用，則血液中便會流入大量脂肪，刺激胰島素上升，促使體脂肪蓄積有效進行。

而且飯後幾乎不活動身體，不久就進入睡眠狀態，使得體脂肪的蓄積更有效率。

食用炒菜或油炸菜等脂肪較多的料理，其脂肪被消化吸收，在血液中成為脂肪，該脂肪稱為乳糜微粒。其中乳糜微粒脂肪在吃過高脂肪料理3小時至5小時後，會達到較高的水平。

例如8點進食，8點半用餐完畢，此時血液中的乳糜微粒脂肪量到10點時開始上升，其顛峰時期則是在晚上11點至半夜2點時。

體內為了蓄積脂肪，胰島素會發揮相當大的作用，但是葡萄糖、砂糖及澱粉等和高脂肪料理一起食用，更會刺激胰島素分泌。

血液中乳糜微粒脂肪在較高值，且血液中的胰島素也在高濃度狀態下時，乳糜微粒脂肪便會旺盛的被吸收到脂肪細胞中，促進體脂肪的蓄積。

現代人晚餐多半會吃大餐，而且用餐時間晚，太晚進食。

晚餐完畢至就寢為止的時間太短，即在活動最少的睡眠狀態下，血液中的乳糜微粒脂肪和胰島素兩者都處於較高

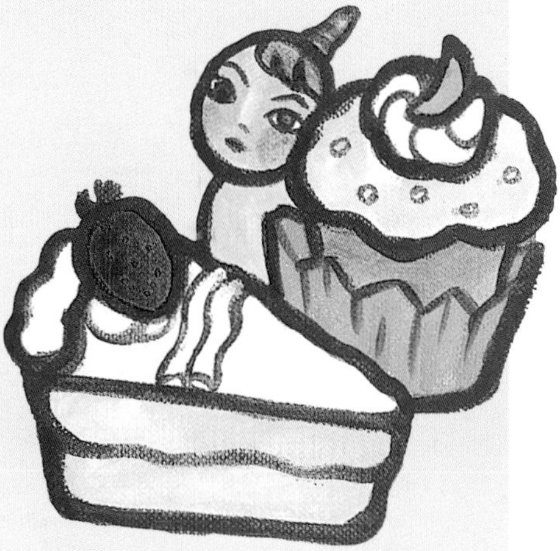

水準下，體脂肪的蓄積益發旺盛，這是無可避免的事實。

因此，晚餐攝取高脂肪料理後立即就寢，而導致肥胖，理由即在此。

不吃早餐或午餐

晚餐吃了包括高脂肪料理在內的大餐，早餐、午餐吃得太差，這是現代人飲食生活的特徵。

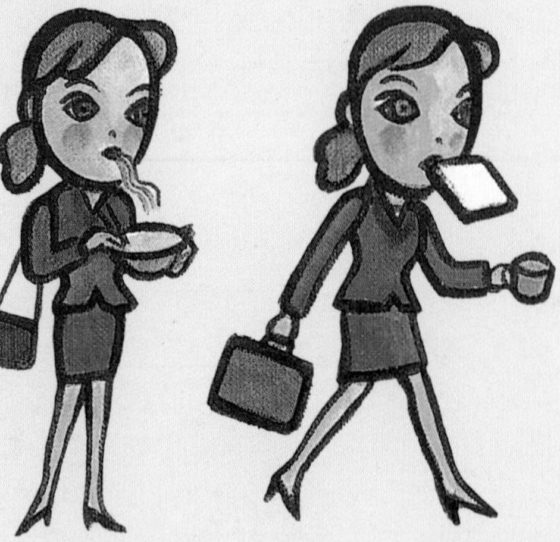

例如早餐只吃麵包、喝咖啡，甚至有人經常不吃早餐，而午餐則只吃麵條、麵包或漢堡配果汁等。

早餐是一天開始的飲食，用餐完畢，有長期的活動在等待著，因此一定要好好的吃，否則上午的工作或學習，體力會不足，無法持續下去。

此外，脂肪導致肥胖的原因一般人認為是攝取油膩的食物，所以反而完全不攝取油膩的食物，這也是一大問題。飲食生活最重要的是攝取方式，不要因為它是脂肪就不攝取。

一天開始的早餐中，一定要納入脂肪，攝取此類食物，才能維持一天的體力。

午餐則因早餐內容的不同而有不同，不過如果好好吃了成為體力根源的早餐，午餐則可以毋需太注意，但是如果早餐吃得太少，午餐則務必善加組合菜單。簡便但營養價值較高的炸排骨飯或炒飯、炒麵等單品料理也不錯。不過若是考慮到營養的問題，最好點含有很多蔬菜的料理。

那麼為什麼不吃早餐、午餐，仍是會發胖呢？

最先要考慮的是早餐、午餐的飲食內容過於貧乏，在無法得到滿足的情況下，對於飲食就會產生一種壓力。此壓力無法終止，實際上引起的空腹感，無法忍耐到晚餐，就會開始吃零食。

零食即點心，大多是蛋糕或巧克力、洋芋片等零嘴，都是既甜而且脂肪較多的食品，但是不會產生滿腹感。也許有的人會認為「雖然和孩子一起吃點心，可是量並沒有很多」。請你將一天吃的點心寫下來，計算熱量，就會發現，其實熱量相當高。

此外，不吃早餐、午餐，會導致缺乏蔬菜。一般飲食通常的配菜是生菜沙拉。生菜沙拉包括萵苣、小黃瓜、番茄等簡易蔬菜，多半會搭配西式高脂肪料理。

從營養均衡的觀點來看，最重要的蔬菜是菠菜、小油菜、胡蘿蔔、南瓜等所謂的黃綠色蔬菜。黃綠色蔬菜煮成的根菜類或燙菠菜等，事實上，最適合用來減肥。

同時攝取脂肪與砂糖

和油膩食品相同，甜食也是導致肥胖的原因之一。

美國密西根大學的德里諾斯基博士調查肥胖者糖分的攝取量時發現，與瘦的人相比，並沒有很大的差距。

因此，他懷疑甜食真的是導致發胖的原因嗎？於是開始觀察美國人吃甜食的方式。發現美國人喜歡吃的甜食包括蛋糕、冰淇淋、巧克力、餅乾等，都是砂糖和脂肪混合的食物。

攝取脂肪會導致肥胖，這一點已經獲得證明。如果搭配甜味和脂肪食物一起食用，身體就會攝取到大量的脂肪，於是他開始調查瘦子與肥胖者甜味的喜好度。結果發現肥胖者很喜歡吃油膩、具有甜味的食物，而苗條者則是從油膩的甜味食物到清爽的甜味食物等，各種喜好都有。

基於這項研究，德里諾斯基博士認為，單獨攝取砂糖與肥胖無關，可是若與脂肪食物一起攝取，就會導致肥胖。

在我的研究室，也做高脂肪料理與胰島素分泌刺激作用較強的醣類食品一起食用時，是否會成為肥胖好發原因的研究。用老鼠做實驗，結果發現，同時攝取砂糖和脂肪的老鼠，和個別攝取砂糖和脂肪的老鼠相比，體脂肪的蓄積量具有很明顯的差距。

亦即攝取高脂肪時，4~5小時內，血液中的乳糜微粒脂肪會達到顛峰，如果一併攝取了會強烈刺激胰島素分泌，添加砂糖的飲食時，胰島素同時間也會在血液中達到高濃度，使血液中脂肪有效的被吸收到脂肪組織中，成為體脂肪，導致肥胖。

現代的飲食生活都是漢堡、披薩，搭配甜的飲料，或是吃過義大利麵和肉類料理後，再吃冰淇淋、冰糕等，即飲食內容多半是脂肪和砂糖相互搭配。而且甜味本身並非羊羹、饅頭等日式點心，而是以塗了奶油，即砂糖和脂肪混合的蛋糕或餅乾等西式點心吃的較多。

與昔日的飲食生活相較，胰島素分泌刺激力較強的醣類和脂肪，同時進食的機會大量增加。因此，同時攝取脂肪和砂糖，一定會發胖，這一點務必牢記在心。

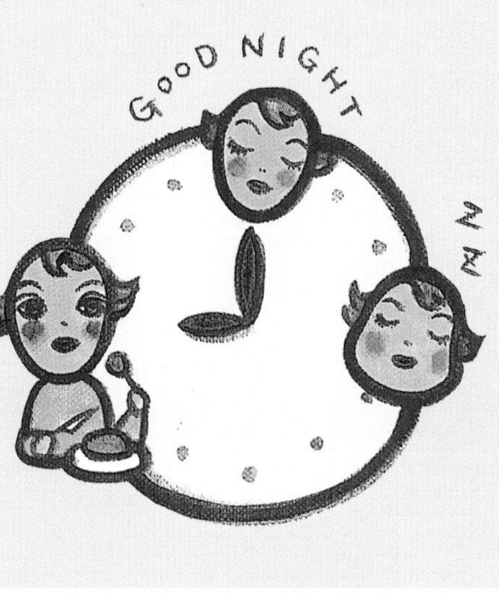

光是節食的減肥，對健康的危險很大

如果將人類的身體當成一個分數來考慮，支撐身體活性組織的肌肉是分母，而成為身體負荷的體脂肪就是分子，與肌肉相比，若體脂肪過多，此分數就會頭尾顛倒，成為假分數，所以必須要增加分母的肌肉，減少分子的體脂肪，才能創造均衡的體型。

食物療法的減肥，即在減少攝取熱量，使熱量收支平衡，變成負數。以肥胖構造的觀點來看，是很合理的方法，對於因為吃得過多而發胖的人而言，確實需要某種程度的飲食限制。

極端的限制飲食或依賴控制飲食的減肥法，雖然能夠減少體脂肪，但同時也會減少分母的肌肉量。結果會發生怎

節食減肥導致骨量減少（405kcal/日）

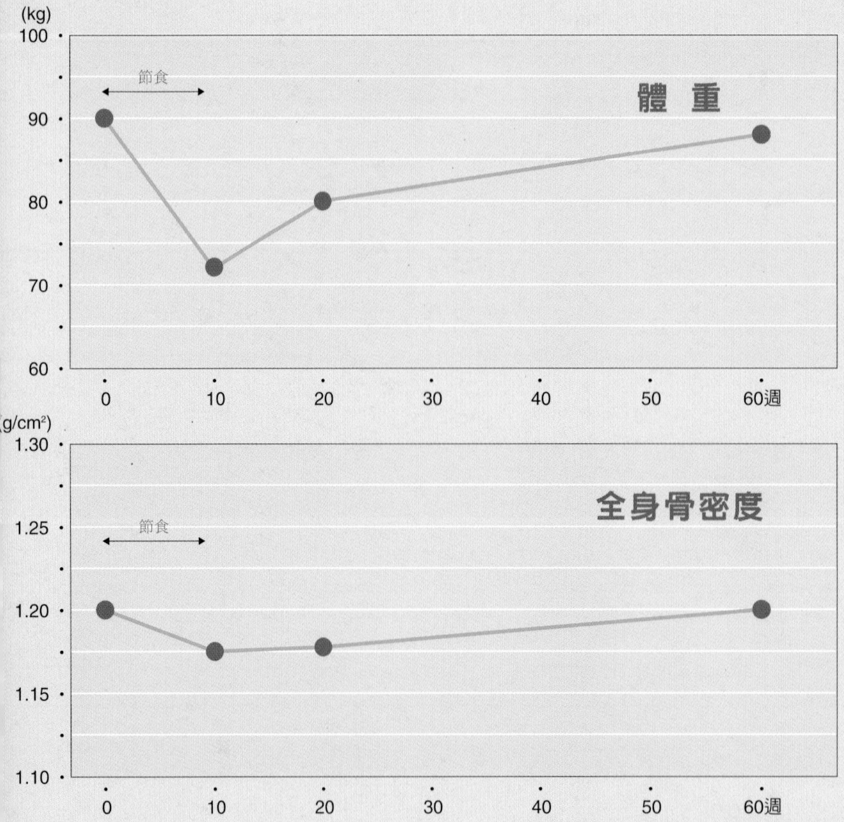

（根據康普頓等人，1992年的資料）

樣的狀況呢？

肌肉減弱化，基礎代謝降低，會變成比減肥前更容易發胖的體質，因為肌肉分解血液中的脂肪或葡萄糖的力量減退，會引發高脂血症或糖尿病，成為容易罹患成人病的體質。

此外，因為基礎體力減退，工作力亦隨之減退，做任何事都會缺乏幹勁和慾望，人生變得非常貧乏。

這些人年屆高齡後，身心虛弱化，成為臥病在床的老人的機率相當高，這一點不難想像。

藉由限制飲食減肥，具有可能會造成骨量減少的危險性。如果攝取一般人一天攝取熱量的1/4，進行此種低熱量減肥，體重雖然會減少，但同時骨量也會隨之減少。

停止減肥，恢復正常的攝食方式，體重在幾週內就會復原，骨量則須花10個月才能恢復原狀。骨量減少，會成為老後問題骨質疏鬆症的預備軍。

近來女性增加的月經不適、貧血或神經性食慾不振症，多半起因於嚴格的飲食限制。

回胖確實會增加體脂肪率

食物療法一面倒的減肥法會失敗的另一個理由是，食物療法本身並非有效根本消除肥胖的方法。含淚努力，減輕了幾公斤的體重，但大半人的體重在半年或一年後，又會恢復原狀。

短暫進行嚴格的食物療法，仍無法改善造成肥胖的根本原因，即容易發胖的環境或容易發胖的體質，因此即使減肥後，仍會回胖。

肥胖者一定是因為飲食生活或體質中具有肥胖的原因造成的。可能是點心吃得比早、中、晚三餐更多，或有暴飲暴食的習慣、睡前吃宵夜……。欲根本杜絕肥胖，最重要的是，要改善飲食環境及肥胖體質。

控制熱量的飲食限制，即使能夠實行1個月、2個月，恐怕也很難一生持續進行。如果運氣好，短時間內能夠減肥，可是很快就會再恢復到原先容易發胖的飲食生活，而且不只是單純的恢復原狀，可能會造成嚴重的回胖現象。

光靠節食減肥，會失去很多身體的肌肉，且因為回胖，體重增加時，失去的肌肉只會回來一部分，增加的體重幾乎都是脂肪。

因此，肌肉回胖，體重還原時，與減肥前相比，肌肉量較少，體脂肪率增高。反覆減肥與回胖，就會形成沒有肌肉，只有脂肪，不易瘦的身體。

過度激烈的運動療法，會減少骨骼，促發骨質疏鬆症

依賴節食的減肥，骨量一定會減少。經由回胖，體重恢復，骨量卻要花很長的時間才能恢復。藉由運動療法減肥就沒有問題。但是，如果運動的方法錯誤，也可能會造成骨量減少，一定要格外注意。

例如慢跑過度，骨量便會減少。

慢跑是持久性的運動，會燃燒成為熱量源的脂肪，是很好的減肥法，但若是每天跑20km，慢跑過度，則不光是體脂肪減少，連肌肉蛋白質也會減少。

將骨骼比喻為大樓，減少的就是骨骼的鋼筋膠原蛋白，如此便無法好好的建造身體。

馬拉松選手容易發生骨折等意外事故，原因即在於此。

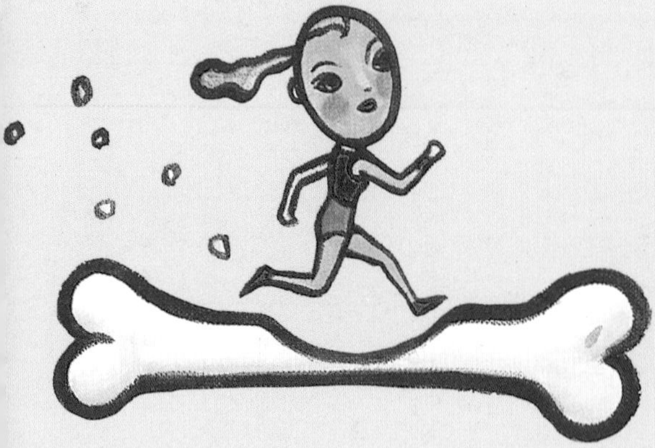

馬拉松選手的骨折，以女性選手較多見，相信大家都有這種強烈的印象。

女子跑太多，皮下脂肪組織會減少更多，因此利用皮下脂肪組織的雌激素合成就會減少，而容易導致無月經。亦即女性荷爾蒙不足，造成鈣質溶出，致使骨量減少。

男性選手也容易骨折，這是因為激烈跑步，導致骨量減少的緣故。

骨骼是由骨基質（相當於鋼筋的部分）及骨鹽（相當於水泥的部分）等兩大成分製造出來的。鋼筋由3條帶子結合而成繩狀，編織成膠原蛋白，是蛋白質的一種。水泥則是鈣與磷的化合物，以羥磷灰石為原料。

骨骼是在膠原蛋白上塗抹羥磷灰石，使其凝固所形成的。慢跑過度，會使鋼筋膠原蛋白分解，構成水泥的鈣質則從骨中溶出，導致骨量減少。

馬拉松選手尿液排出的，只存在於骨中膠原蛋白的脫氧吡哆醇物質，較一般人多了1.3倍，由上述的資料，即可了解這一點。

女性選手藉著跑步，會促進骨的膠原蛋白分解，而無月經女性荷爾蒙不足，會溶出鈣，引起骨量減少的雙重損失。

持續進行這類減肥法，到達某個年齡時，骨質疏鬆症就會腐蝕身體。

限制飲食及補充錠劑會使製造身體的機能惡化

控制飲食，利用錠劑補充缺乏的營養，這種減肥法具有很大的缺失。

攝取低熱量食品，利用錠劑補充蛋白質，可能會認為如此在體內蛋白質合成就沒有問題，事實上，這是錯誤的想法。材料只不過是材料，是否要加以使用，在體內合成蛋白質，是由身體的生理條件來決定。

在美國，雖然充分攝取蛋白質，但是進行低熱量減肥者的死亡事故卻頻頻發生。其原因即在於心臟肌肉較薄，心臟無法活動，即使攝取蛋白質，仍無法維持心臟的肌肉。

骨骼的製造亦是如此。限制飲食，補充鈣劑的作法是錯誤的。因為即使攝取再多的鈣質，仍不可能輕易被用來製造骨骼。尤其限制飲食時，體內蛋白質合成力量減退，便很難讓骨骼的製造順利進行。

為了預防貧血，是否可以攝取含有大量鐵質的減肥食品呢？鐵必須有蛋白質的血紅蛋白，才能發揮作用。

鐵蛋白及轉鐵蛋白等，對於鐵的儲存和搬運發揮作用的物質，也是由蛋白質所構成的。因此，在攝取鐵時，就算鐵想結合，可是如果本體蛋白質的合成力量減退，鐵也無法發揮作用。

維他命劑經常被當成營養補給劑使用，不過這應該是基本上在體內的物質分解及合成能夠順暢進行而使用的輔助因子，為避免缺乏而補給的，可是這與減肥無關。

由此可知，認為限制飲食只要藉著錠劑就能夠取得營養均衡，對健康而言應該沒有問題的想法是錯誤。過度依賴錠劑，結果反而具有使身體製造機能惡化的危險性。

過剩攝取食物纖維 很難維持身體機能

近來食物纖維被視為能夠排出腸內老廢物，預防癌症等疾病的物質，所以十分流行。但我們不可以忘記，食物纖維原本就具有阻礙熱量源在體內被吸收的作用。

利用錠劑的食物纖維減肥的人，食物纖維在大腸內發酵，使得腸的內容物極端酸性化，可能會損傷大腸壁。

限制飲食，大量攝取食物纖維，大腸的肌肉層會破爛，遭腐蝕。體重雖會減輕，可是很難維持身體機能。

原本食物纖維就應該從蔬菜料理或甜點的水果等，經口適當攝取，利用錠劑大量攝取，本身就是不自然的事情，看似幫助減肥，其實是十分危險的行為。

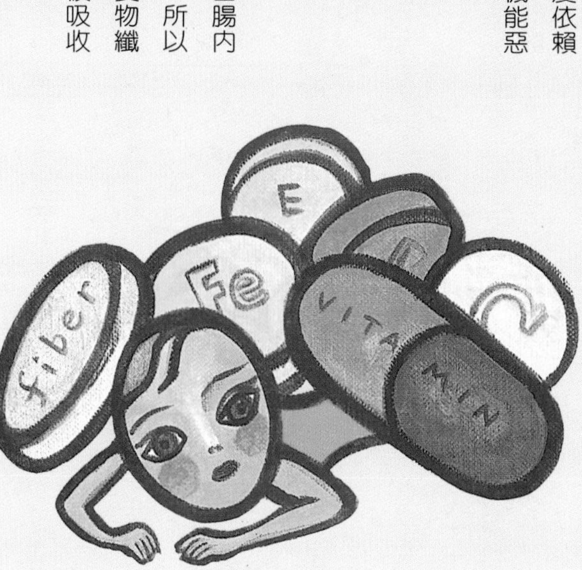

啞鈴體操能夠發揮效果的構造

為什麼現在會注意到減肥的問題呢？

因為現在與以前相比，肥胖的人更多。而且因為肥胖，導致罹患高血壓、心臟病、糖尿病等成人病的人增加了。

大家都知道肥胖的原因來自便利的生活及豐富的飲食。現代人已經無法再恢復以往粗茶淡飯、不使用電器製品的生活了，所以必須利用減肥，當成肥胖的對策。

做啞鈴體操，毋需限制飲食即能減肥成功的兩個實例

希望能夠自己享用想吃的東西，一天無法花上數小時減肥，對於這種忙碌的現代人，我建議各位利用啞鈴體操來減肥。

首先介紹利用啞鈴體操減肥成功的45歲女性及55歲男性的例子。

M女士是45歲的主婦，身高一六〇cm，體重58kg，稍胖。步入中年，體重增加，以往曾數度向減肥挑戰，可是一直無法戰勝食慾，每次都遭遇挫折。

開始啞鈴減肥的關鍵是因為電視上說「可以自由的吃，還能鍛鍊肌肉，瘦下來的理論所形成的減肥法」，而知道啞鈴體操的存在。

購買2kg的啞鈴，晚飯用畢，休息1小時，實行15分鐘的啞鈴體操。每天都持續運動，7個月後，體重減輕了7kg，腰圍也縮小了10cm。

出乎預料之外的效果尚有血液中的血紅蛋白從11.3g/dl增加為12.3g/dl，反之，總膽固醇則由173mg/dl，降至138mg/dl，血液中中性脂肪也由138mg/dl，降至38mg/dl。

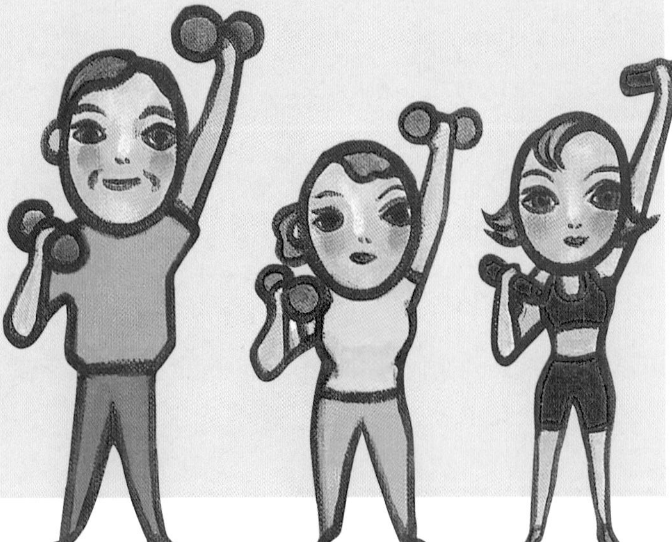

55歲的男性K先生，是體重超過80kg的上班族。開始向啞鈴減肥挑戰，是因為工作應酬，參加宴會，用餐的機會增多，而無法控制飲食，聽說啞鈴減肥不需限制飲食，就能使身體變瘦，所以開

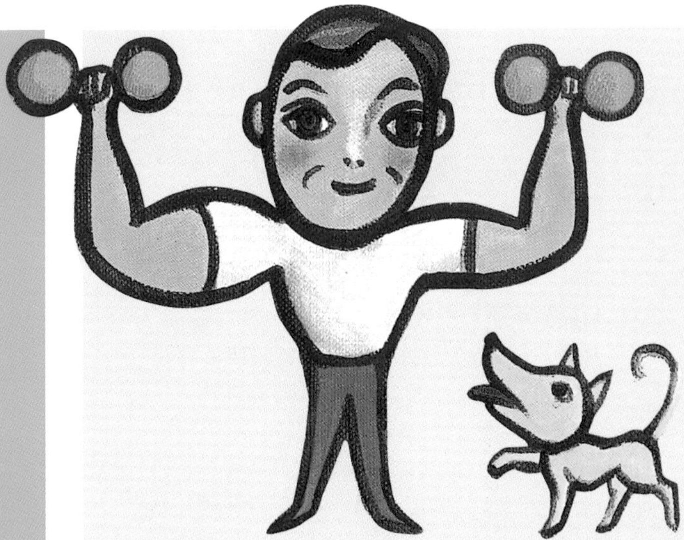

始進行。

啞鈴的重量是由5kg開始的，毋須特別限制飲食，不過晚餐還是盡量不要吃太油膩的食物。早餐早點吃，飯後甜點吃水果，參加宴會盡量吃清淡的日本食品，注意這些事項，結果8個月後，體重從82kg減輕為72kg，減少了10kg。腰圍從98cm，變成86cm；臀圍從106cm，縮至95cm。減肥前的長褲和西裝都不能穿了。

減肥前測量的握力、背肌力、腳力等肌力，都各增加了4kg，是意想不到的收穫。

能夠創造肌肉，同時減少體脂肪率的啞鈴減肥理論，經由這兩個例子，實際證明其效果。

科學實際證明啞鈴減肥效果

即使不看這兩個例子，啞鈴體操的減肥效果，也已經有科學實際證明了。將7名女子短期大學學生當成實驗對象，進行3個月的減肥實驗。實驗中並沒有特別限制飲食，只是不要吃得太多，晚餐盡量避免油炸菜或炒菜等脂肪較多的料理。使用2kg的啞鈴，每天實行15分鐘的啞鈴體操。

實驗除了體重、體脂肪量外，為了知道啞鈴體操是否能夠發揮抵抗效果，於是增加肌肉等的實質組織量，所以測定去脂肪體重（肌肉、實質體組織、骨骼、水分等），而且認為如果能發揮有氧效果，就能提高基礎代謝，因此也測定了安靜代謝量。同時，還測定食餌誘發性體熱產生量。

結果3個月後，體重和體脂肪都減少，體脂肪體重則只增加了一點點，亦即不是肌肉隆起的身體。一般的減肥除了減肥外，肌肉也會減少，但是啞鈴體操卻能夠維持肌肉，同時使體重和體脂肪減少。

安靜代謝量與食餌誘發性體熱產生量水準都提升了。安靜代謝量增大，意味著基礎代謝增大，亦即夜晚睡眠時間或坐著看書、看電視、安靜時，熱量消耗增大了。

基礎代謝增大，製造出體溫產生力增高的身體，即使攝取同樣的飲食，但由於飯後的體熱反應增大，造成食餌誘發性體熱產生量的增大，所以消耗熱量增多，不易發胖。

配合先前體驗者的例子，可以了解到，能夠維持肌肉量，提高肌肉熱量代謝活性，減少體脂肪率的啞鈴體操，從年輕人到壯年人都適用。

對成人病發揮作用的啞鈴體操

●高血糖、糖尿病

過了50歲，定期檢診，許多人都會出現高血糖和糖尿病的問題，這是為什麼呢？

肌肉會吸收70％的血中葡萄糖，直接分解為熱量，亦即當成糖原，先儲存起來，再分解為熱量。從40歲開始，身體蛋白質合成力會隨著老化而衰退，因此肌肉會急速減少，結果血液中葡萄糖的處理無法順利進行，呈現高血糖狀態，繼而轉為糖尿病。

持續做啞鈴體操，而克服高血糖和糖尿病症狀的人陸續出現。

例如60歲退休，不再工作後，血糖值突然上升，醫師指出有糖尿病危險性的男性，每天實行15分鐘的啞鈴體操，2個月後，血糖值逐漸降低，再過2個月，恢復正常值，後來便一直維持該數值。

醫師會指示糖尿病患者，必須控制熱量，控制醣類的攝取量，進行飲食限制。但是，飲食限制會減少肌肉量，導致代謝活性降低。

肌肉會吸收處理流入血液中70％的葡萄糖，如果肌肉量減少，便無法順利處理葡萄糖，而增加肌肉量，反而能提高熱量代謝活性，增大肌肉的血糖處理能力。因此對於高血糖、糖尿病的患者而言，才是必要的事情，所以啞鈴體操當然能夠改善這些疾病。

●高中性脂肪血症、高膽固醇血症、高脂血症

年過中年，容易罹患的是高中性脂肪血症、高膽固醇血症及高脂血症等。

吸收血液中的脂肪，加以處理的是肌肉與脂肪組織。肌肉處理吸收量的70％，十分活躍，因此當肌肉衰化時，對於脂肪的吸收量也會造成極大的影響，容易罹患高脂血症等。

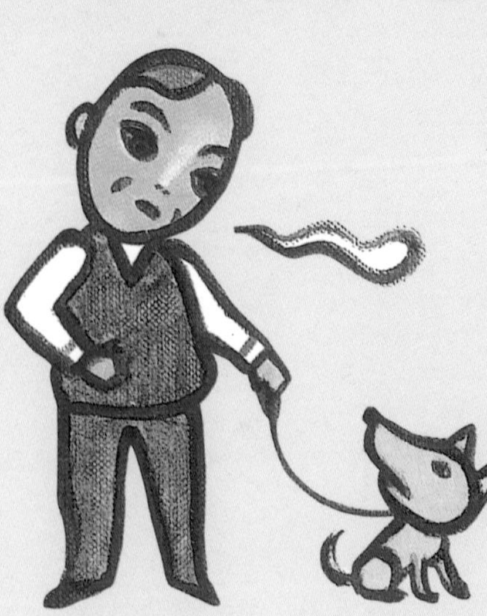

●高血壓

動脈硬化是高血壓的原因。肌肉的減量及代謝活性的降低，導致脂肪分解力降低，造成高脂血症。脂肪和膽固醇會沈著於動脈壁，引發動脈硬化，這說明了鍛鍊肌肉是很重要的。

血壓的上升包括了伴隨交感神經活動的問題或食鹽攝取過剩、腎功能降低、精神興奮及使血壓上升的荷爾蒙或

啞鈴體操創造健康的作用

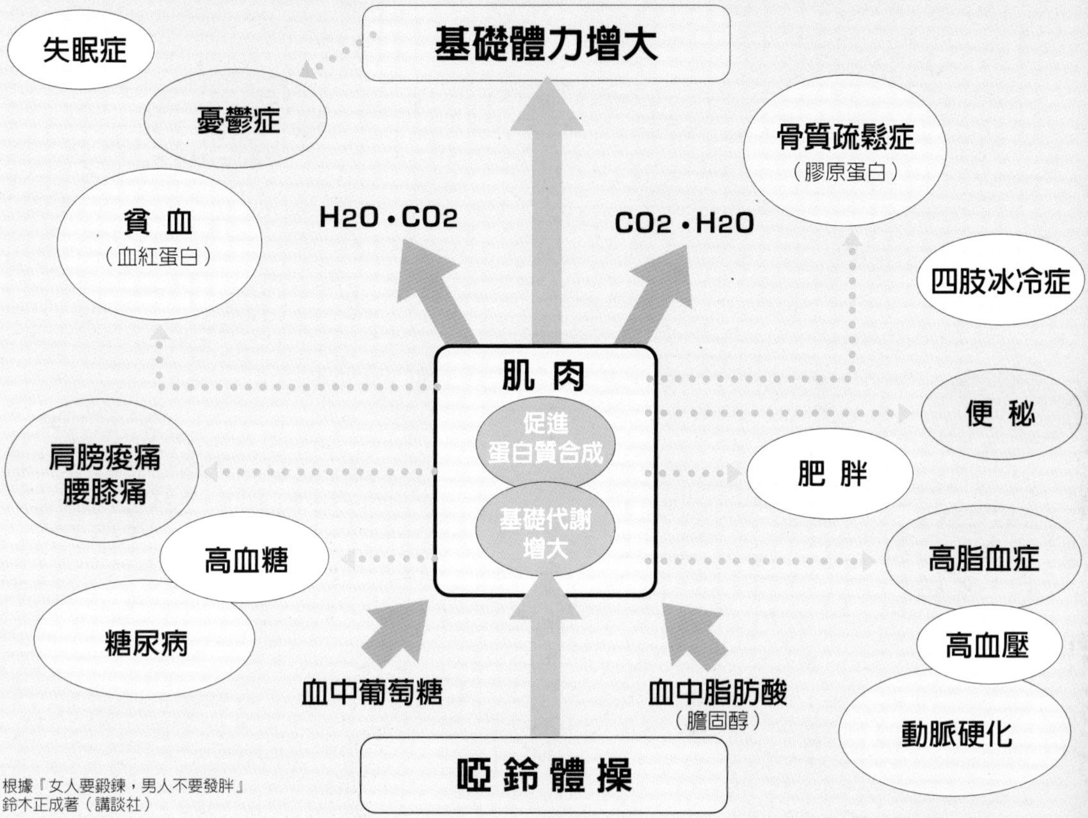
基礎體力增大
失眠症
憂鬱症
貧血
（血紅蛋白）
H_2O・CO_2
CO_2・H_2O
骨質疏鬆症
（膠原蛋白）
四肢冰冷症
肌肉
促進
蛋白質合成
基礎代謝
增大
便秘
肩膀痠痛
腰膝痛
肥胖
高血糖
高脂血症
糖尿病
高血壓
血中葡萄糖
血中脂肪酸
（膽固醇）
動脈硬化
啞鈴體操

根據『女人要鍛鍊，男人不要發胖』
鈴木正成著（講談社）

物質等各種要因在內。但無論是何原因，開始啞鈴體操後，改善高血壓的人非常多。由此事實即可了解到，啞鈴體操具有降血壓作用。

能夠預防及改善女性特有的症狀

貧血、骨質疏鬆症、便秘、四肢冰冷症等女性特有的症狀，都是因為體內蛋白質合成降低所造成的。

發育期中的任何人，體內蛋白質合成旺盛，到了中年，就會開始衰化。蛋白質合成力，可以藉著舉重的肌肉鍛鍊運動加以強化，可是女性多半不關心這類運動，等到蛋白質合成衰化後，就會引發各種疾病。

●貧血

血液中血色素量為12g/dl以下即貧血，所以貧血的改善策略就是增加血色素（血紅蛋白），同時還要改善飲食生活。主要是必須攝取鐵質和蛋白質。血紅蛋白不足的原因是缺乏鐵及血紅蛋白合成不足。可是現在的飲食生活豐富，怎麼可能是營養不足造成的呢？

不改變飲食生活，每天做15分鐘的啞鈴體操，結果因此而治好貧血的人非常的多。這就證明了先前的懷疑是對的。中年女性光是做啞鈴體操，就能夠輕易的增加血色素量，而且利用體操可以提高血紅蛋白的合成，能有效促進鐵的吸收。

●骨質疏鬆症

高齡女性的一大問題就是骨質疏鬆症。50歲停經期開始，女性荷爾蒙的雌激素分泌降低，鈣質從骨骼中溶出，都是造成骨質疏鬆症的原因。基本上，孩提時代製造骨骼的功能就不好了。

利用舉重鍛鍊肌肉，就能促進蛋白質的合成，也能刺激骨的蛋白質膠原蛋白的合成，但是，要藉由拿重物鍛鍊身體，女性恐怕不適合。

亦即要預防骨質疏鬆症，從孩提時代開始，就必須藉著啞鈴體操等輕微肌肉增強運動保持骨量。過了40歲後，為了抑制骨量的減少，也要持續實行啞鈴體操。

●便秘

預防便秘需要大腸的蠕動運動，因此大腸的肌肉一定要非常健康才行。

提到便秘，很多人會建議攝取食物纖維來治療，這是因為食物纖維在腸內發酵分解後，產生腸內氣體。氣體移動會刺激大腸，引起蠕動運動，可是此時大腸肌肉如果衰弱，重要的蠕動運動就不會發生。

實行啞鈴體操的過程中，雙手拿啞鈴，左右擺盪，就是給予大腸刺激的運動。給予大腸刺激，強化肌肉，就是最好的便秘對策，所以啞鈴體操對於便秘有效。

●四肢冰冷症

女性較多出現四肢冰冷症的原因是因為體溫生產中心組織肌肉的鍛鍊不積極。在安靜的狀態下，熱量消耗的30~40%，都是由肌肉進行，其主要目的就是維持體溫。

亦即利用肌肉產生更多的體溫，因此增加肌肉量，提高代謝活性，體溫生產力就更能提高。最簡便的方法就是利用啞鈴體操發揮效力。

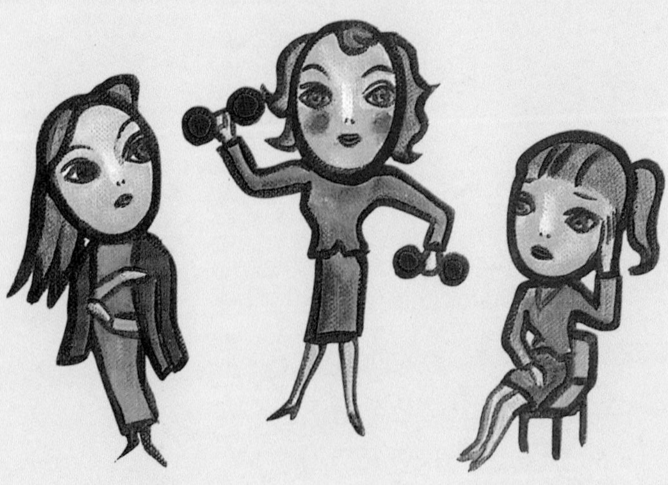

促進啞鈴減肥的飲食法

先前談及過，啞鈴體操對於肥胖遺傳病、女性特有的症狀，具有改善及預防效果。不需特別的飲食限制，每天進行15分鐘的啞鈴體操就夠了。但是，如果飲食生活採用科學的吃法，就更能提高啞鈴的效果了。

晚餐的蛋白質使用口味清淡的調理法烹調

啞鈴體操最大的優點就是能增加肌肉，使其活性化。肌肉在旺盛的睡眠中被創造出來。睡眠時是能促進蛋白質合成，降低蛋白質分解的時間帶。因此晚餐要攝取魚、肉、蛋、乳酪等含有豐富蛋白質的食品。但是，晚餐吃得太好會導致肥胖，所以有人會控制晚餐的攝取量。晚餐確實會導致肥胖，可是問題在於其吃法，即調理法上。

晚餐使用含有蛋白質的食材時，如果以炒菜或油炸菜等食用油的調理法，就會導致脂肪攝取增多，而引發肥胖。

晚餐如果採用煮菜、烤菜、蒸菜或生食等口味清淡的調理法，就沒有這個問題了。同時能夠攝取到良質蛋白質，不會攝取到脂肪。飯後1~2小時，做完啞鈴體操後就寢，則攝取的蛋白質就能有效用來製造肌肉。

貧血者必須攝取含鐵蛋白質及促進吸收的柑橘類

貧血是因為血紅蛋白（血色素）和紅血球中的鐵蛋白質不足所造成的。

啞鈴體操能使蛋白質合成活性化，因此開始做體操，1個月後，血紅蛋白量就會恢復正常。在飲食方面下工夫，更能提高此效果。

貧血對策的食用法就是晚餐吃含鐵蛋白質，如牛里肌肉、馬肉、鰹魚、鮪魚等含有鐵質及蛋白質的紅肉和魚類。

能夠促進鐵質吸收的就是檸檬酸和維他命C。這些營養素在檸檬、橘子、葡萄柚等柑橘類中含量較多，所以在料理時使用、當成甜點來吃或做成果汁喝，都能提高鐵的吸收。

但是，有的食物會阻礙鐵的吸收，例如咖啡、紅茶或綠茶中含量較多的丹寧酸，及糙米或豆腐中含量較多的肌醇六磷酸等，即會強烈阻礙鐵的吸收，所以在晚餐時或晚餐前後，盡量不要攝取。

此外鈣質也會強烈阻礙鐵的吸收，尤其牛乳或乳酪等乳製品中所含的鈣質，這種作用更強，所以在晚餐中及飯後，切勿立即攝取鈣質食品。

乳製品在過了1個半小時後再攝取，就完全沒有任何影響了。飯後，泡完澡再喝牛乳，就不會有問題了。

攝取蛋白質與鈣質，創造骨骼

骨質疏鬆症的問題不斷增加，致使大家對於創造骨骼深表關心。欲建立強韌的骨骼，必須好好的攝取成為骨骼鋼筋的膠原蛋白，同時還要攝取成為骨骼水泥的鈣質，與膠原蛋白相互結合。

為了促進膠原蛋白合成，晚餐要好好攝取蛋白質。

最近聽說要製造骨骼，膠原蛋白具有功效，因此，很多人會去攝取健康食品中的膠原蛋白。

可是食用後，不可能直接製造出來，也不可能沈著於骨中，這是因為藉由食物攝取的蛋白質，被分解為氨基酸及小的蛋白質後，才被吸收。

骨骼膠原蛋白合成，任何蛋白質都有幫助，因此蛋、乳酪、魚、雞肉、豬肉等任何食物，晚餐時攝取，就能成為骨骼膠原蛋白合成的材料。

可是，一旦體內的蛋白質合成不旺盛，就會被分解為熱量，化為葡萄糖或糖原，成為脂肪。所以藉著啞鈴體操，使蛋白質合成活性化是很重要的。

另外製造骨骼需要的就是鈣質，但是它會阻礙鐵的吸收，所以切勿在晚餐時攝取。

晚餐時攝取食物纖維，能預防便祕

啞鈴左右擺盪的運動，能夠強化大腸肌肉，促進大腸蠕動運動，具有預防便秘的效果。

欲使此效果增大，晚餐時就要好好的攝取食物纖維。

為什麼要在晚餐時攝取呢？因為如此可以促進早晨規律正常的排便。

食物纖維，包括水溶性和不溶性2種。

如蘋果、柑橘中所含的果膠等，即屬於水溶性食物纖維。發酵性極強，會使大腸酸性化，降低水分的再吸收力量，使得糞便柔軟，容易引起下痢，與牛乳的乳糖具有相同的性質。

不溶性的食物纖維如全麥麵包中所含的纖維素等，發酵程度較低，能促進大腸菌的繁殖，增加糞便量，形成軟硬適中的糞便。

現代人缺乏的，就是這種不溶性食物纖維。

有便秘傾向的人，晚餐要攝取加入豆類的飯，並進行啞鈴體操。

1 納入溫食減肥的飲食生活

接下來介紹的是活動身體，鍛鍊肌肉，使全身消瘦的減肥法，因此不需要極端的飲食限制。

肥胖的人與一般人相比，多半是吃得過多、飲食生活紊亂的人，因此運動，加上飲食生活的改善，更能有效的減肥。

飲食生活反映出個人的嗜好及興趣，具有隱私性，雖說要改善，其實也毋須全盤改變，只要訂立一個適合自己，不勉強的計畫即可。

飲食的限制能夠提高運動效果，最重要的是要確保製造肌肉的必要營養素。捨棄飲食生活中無用的東西，減少多餘的熱量。

雖然要減少多餘的熱量，但不必一天只攝取幾大卡熱量的嚴格限制。要回復自己的飲食生活，如果零食太多，就要減少吃零食的習慣。早、中、晚的飲食要充實，這樣就足夠了。如此才能毫不勉強的持續進行。製造一個適合自己的飲食生活是最重要的。

1天3餐的飲食必須符合：①解放飲食，②補充飲食，③溫食減肥食等三種型態。

① 解放飲食

1天1次，吃自己喜歡吃的東西的飲食。要是減肥成功，那麼與其一整天注意減肥，不如有時喘口氣。既然是以提高運動效果的飲食生活的改善為目的，則即使稍微多吃一點，也可以藉著運動量加以調節，所以不會有問題。

3餐飲食中究竟哪一餐要當解放飲食，配合自己的生活規律決定。就全家人團圓吃飯的意義來看，晚餐吃解放飲食是最自然、最合理的做法。此外，為了創造

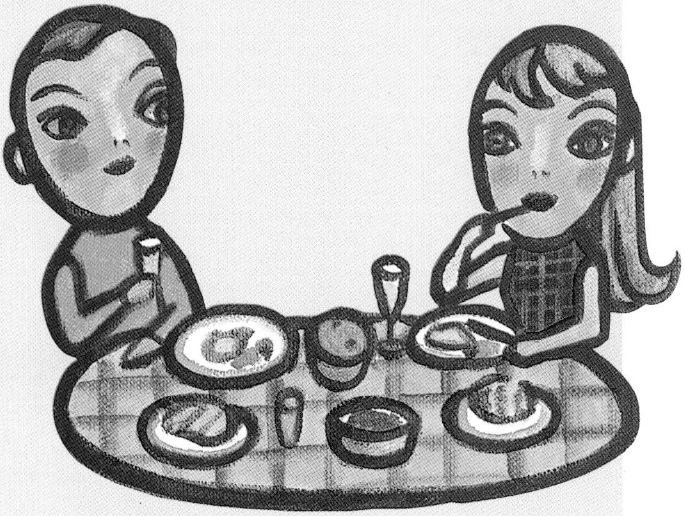

肌肉，必須攝取肉或魚等良質蛋白質，晚餐是最理想的時間。

②補充飲食

暫時減輕飢餓的簡單飲食，1天必要的營養素，要藉著解放飲食及溫食減肥食來確保。所以補充飲食必須稍微限制一下熱量，少吃一點就可以了。

究竟在何時進行補充飲食，就要看何時做運動來決定了。運動時間最好確保在每天既定的時間進行。運動後泡澡或淋浴，沖洗掉汗水，要考慮到自己的生活規律來判斷。

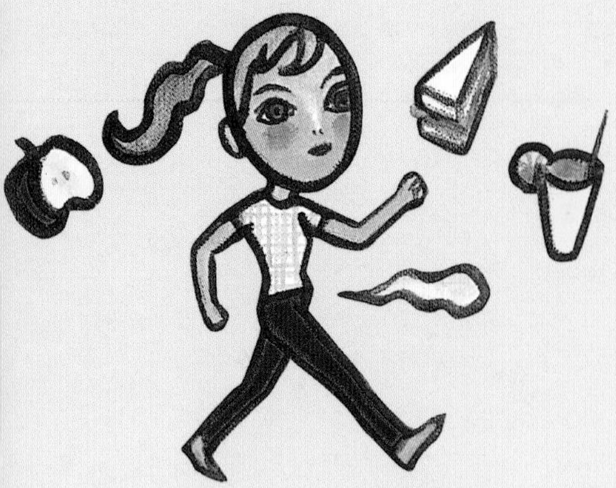

補充飲食就是在運動後吃一點東西。運動後，有的人肚子餓得受不了，暫時不要吃解放飲食，可以藉著補充飲食，稍微補充一點熱量即可。

③溫食減肥食

溫食減肥食是具有減肥效果和心理效果等雙重作用的飲食。自己做一些口味不同的飲食，吃進嘴巴裡的時候，就會產生一種「自己正在減肥中」的自覺。

此自覺對於減肥而言，相當重要。能夠使運動長期持續下去，同時不吃無用的東西，是能夠使你貫徹這種態度的原動力。就好像別人對你說：「你好像又胖了噢！」而發誓要減肥，結果成為減肥成功的原動力一樣，你反而要向說這句話的人道謝才對。

溫食減肥食的效果就是溫熱身體。熱的食物通過口中時，此刺激會提高自律神經的作用，使飯後熱量代謝（食餌誘發性體熱產生）旺盛，熱量成為體溫消耗掉。

例如以漢方而言，羊肉是屬於「溫食」，具有溫熱的效果。羊肉如果是以涮涮鍋的方式，熱呼呼的吃，和做成冷的漢堡食用時，體溫上升率大約相距3成。溫熱後再吃，食用完畢，分解為熱量的效率就會提高，不易發胖。

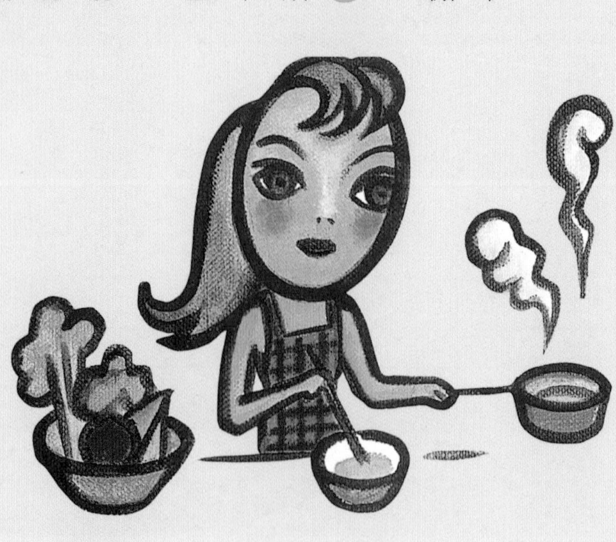

溫熱食就是將「攝取食餌誘發性體熱產生力較大的食物後，就能提高熱量消耗」的原理發揮到最大限度的飲食。

溫食減肥食的作法

材料

胡蘿蔔1/4根切成薄片，洋蔥1/3個切成薄片。納豆半包，加入芥末、1個蛋混合。

作法

材料全都放入器皿中，倒入煮滾的熱開水，調味時，可配合個人喜好，加入鹽或胡椒等調味。

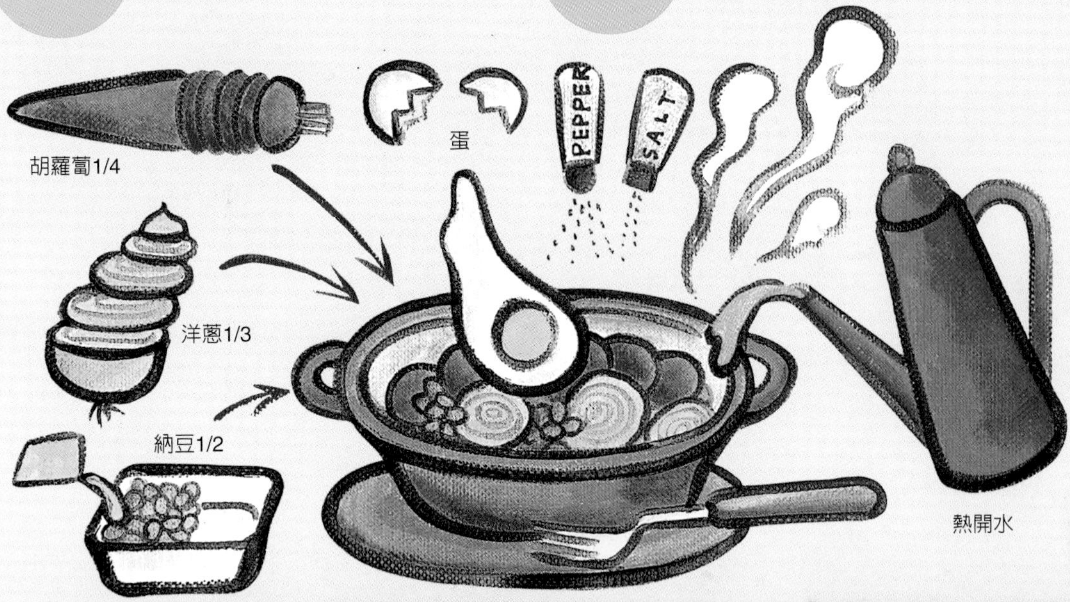
胡蘿蔔1/4
蛋
PEPPER
SALT
洋蔥1/3
納豆1/2
熱開水

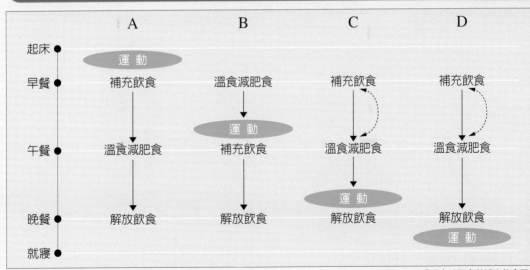

配合生活規律，決定飲食的4種型態

	A	B	C	D
起床				
	運動			
早餐	補充飲食	溫食減肥食	補充飲食	補充飲食
		運動		
午餐	溫食減肥食	補充飲食	溫食減肥食	溫食減肥食
			運動	
晚餐	解放飲食	解放飲食	解放飲食	解放飲食
				運動
就寢				

※C與D的型態，可以將溫食減肥食與補充飲食互換
A與B的解放飲食可以減少一些，增加一些補充飲食

一定有好處的飲食生活工夫

在此敘述每天飲食生活改善的秘訣。任何一種都不具有能夠直接看到體重減輕的強烈效果。可是一旦知道，卻是會讓你在每天生活中，會獲得好處的吃法。

1 充分咀嚼，能提高減肥效果

從前曾聽人說「充分咀嚼是長壽的秘訣」，甚至有些集會更以咀嚼一百次作為口號，可謂相當好的肥胖對策。

本來就知道的咀嚼效果就是使血糖值上升的作用。充分嚼碎的食物，能夠迅速消化吸收，使血糖值快速上升。血糖值上升，就能使腦的滿腹中樞活動，很自然的抑制食慾，防止攝食過度。

另外近來發現，愈咀嚼，愈能提高飯後熱量消耗量。

這是由加拿大拉巴爾大學的魯布蘭克教授發現的。魯布蘭克教授等人準備七五五kcal的飲食，讓兩個實驗群，分別以不同的方式攝取。一群將此食物分12次咀嚼。另一群則是相同的飲食置於果汁機中攪拌，變成流動食，花12分鐘，用管子直接送入胃中。

比較飯後的熱量消耗量。進入胃中的食物，即使熱量與時間條件完全相同，但卻出現有無咀嚼的明顯差距。

結果如左圖表所示。觀察此圖表可得知，充分咀嚼，飯後的熱量代謝旺

充分咀嚼，不易發胖

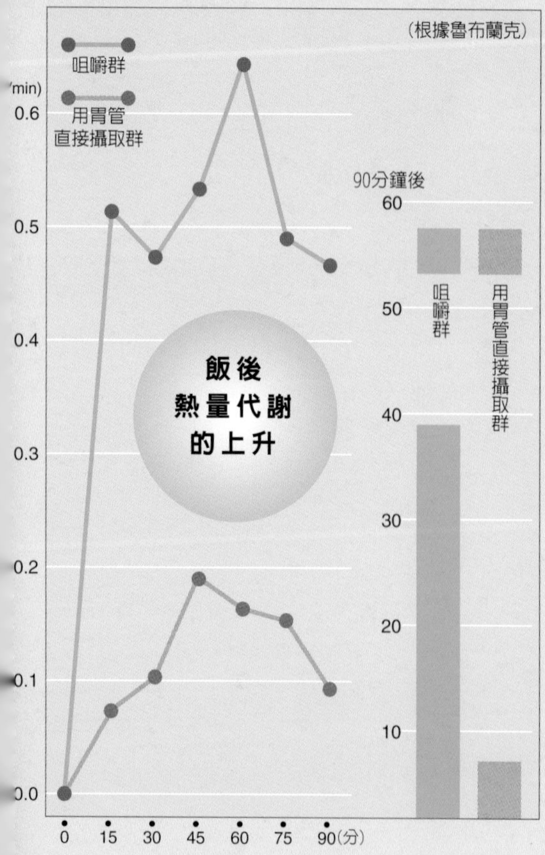
(根據魯布蘭克)
咀嚼群
用胃管直接攝取群
/min)
0.6
0.5
0.4
0.3
0.2
0.1
0.0
飯後熱量代謝的上升
90分鐘後
60
50
40
30
20
10
咀嚼群
用胃管直接攝取群
0 15 30 45 60 75 90(分)

盛，與流動食群相比，熱量代謝提高3倍。

咀嚼運動，刺激口中的感覺器官，提高自律神經功能，增加了熱量的代謝。熱量代謝增大，會大量製造出熱量，消耗掉熱量。

充分咀嚼，即使吃相同的食物，也不容易肥胖。現代人尤其喜歡不需要咀嚼，就能吞下的食物，可是不要忘記，這也是造成肥胖的原因之一。

2 慢慢用餐，稍微喘口氣再吃

用餐時，電話鈴響了，放下筷子，拿起聽筒，說了一會兒後，就覺得沒有食慾，不想再吃了——。相信大家都有這種懊惱的經驗吧！此時可以反過來利用這種經驗，用餐時慢慢的吃。為各位介紹能夠輕易抑制食慾的方法。

食慾是由腦的滿腹中樞和攝取中樞控制的，引發此中樞活動的構造有數個，其中的代表即血糖值。

當血糖值降低時，食慾旺盛，反之，用餐時，血糖值上升，刺激滿腹中樞，就會形成「肚子已經吃飽了，不要再吃了」的狀態。

吃得太快，血糖值會來不及遏止食慾。通常血糖值在開始用餐15~30分鐘時達到顛峰，可是如果不咀嚼食物，直接嚥下，則在血糖值上升前，胃袋裡早已塞滿食物，此時不是靠血糖值，而是藉撐脹胃袋的感覺產生滿腹感。

即生理飲食過度的狀態，多餘的熱量就會變成脂肪。為了防止攝食過多，不能靠胃袋，而要藉頭腦來感覺吃飽才行。

慢慢享用，在用餐中途，血糖值上升，自然就會使食慾降低。此外在用餐中途做一點事情，或最後一道菜在用餐快結束時才做好，也是很高明的方法。

在此期間內，血糖值已充分提高，所以能夠很自然的控制食慾。與其在美味佳餚前忍耐，倒不如採用這種簡單合理的食慾控制法，值得一試。

3 甜點不要吃蛋糕，改吃日式點心

在此介紹的減肥法，大家不必太擔心甜點的問題，即使是喝下午茶，只要好好的活動身體，就不會導致肥胖。

同樣是甜食，但是不要吃蛋糕，改吃日式點心，更能防止肥胖。這是因為蛋糕和日式點心在體內產生的反應不同之故。

吃甜食會發胖，是因為熱量太高，但更大的原因是胰島素分泌迅速上升。胰島素會使脂肪合成旺盛，具有使身體發胖的作用。

蛋糕和日式點心在這一點上都相同，而最大的不同點是脂肪細胞是否容易發胖。

贅肉的元凶脂肪細胞，會使身體發胖，是因為①吸收血中脂肪，②自己合成脂肪等兩種手段所致。其中最主要的是脂肪的吸收。

此時發揮作用的是脂蛋白脂肪酶，脂蛋白脂肪酶主要是在召喚脂肪，如果沒有它，就不會進入脂肪細胞中。

但是，脂蛋白脂肪酶並非隨時都會發揮作用，只有胰島素的刺激出現時，它才會開始活動。

吃了甜食，藉著胰島素的作用，就會使得脂蛋白脂肪酶活性化。

在此將蛋糕與日式點心作比較。蛋糕含有鮮奶油或奶油等大量脂肪，因此一旦攝取蛋糕，脂蛋白脂肪酶就會活性化。以血中增加的脂肪為材料，脂肪細胞會不斷的肥胖。

食用日式點心時，即使脂蛋白脂肪酶很有元氣的發揮作用，血液中的脂肪仍然不會增加，因此，脂肪細胞不會肥胖。

下午3點喝下午茶時，日式點心搭配1杯茶，才是聰明的甜點攝取法。

4 難吃的食物忍耐著吃，反而更容易發胖

為了減肥而忍耐吃難吃的食物，這麼做只會造成你的損失，因為難吃的食物使熱量消耗的效率不佳，反而提升食物變成脂肪的效率。

以下的實驗可以證明這一點。

同樣的三明治，一群受試者直接吃，另一群則利用榨汁機攪碎，乾燥成餅乾狀再吃。相同熱量，相同材料的飲食，做成三明治後，五味雜陳，風味欠佳，較難下嚥。

調查飯後的熱量代謝率。攝取難吃飲食群的熱量代謝較攝取美味飲食群低了3成。如果熱量代謝降低，則攝取同樣的熱量時，成為脂肪的比率就會升高。

亦即攝取難吃的飲食，不僅味覺無法得到滿足，身體也容易發胖，沒有任何的好處。

為什麼會發生此現象呢？因為美味

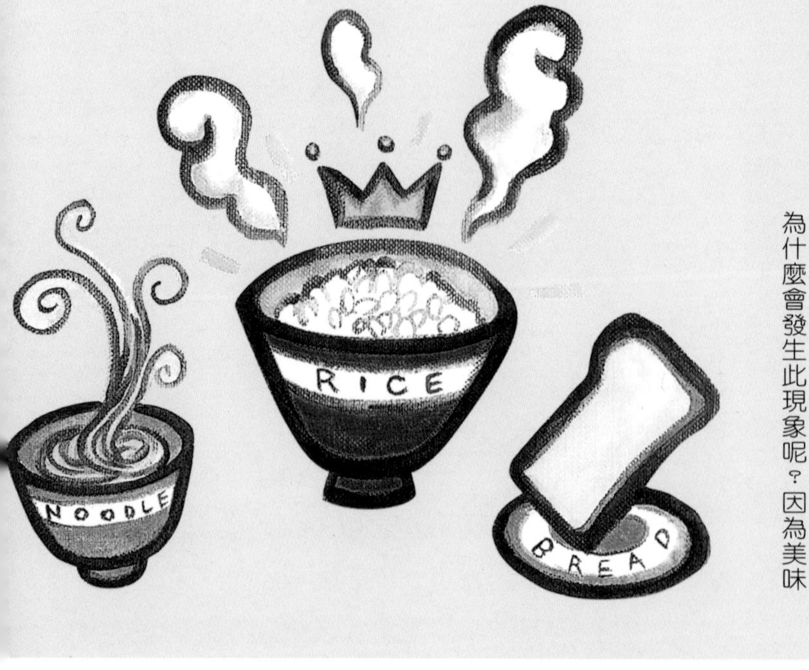

飲食會刺激自律神經，提高熱量的代謝。想變瘦，首先就要吃美味的飲食。在所有的食物療法中，我想沒有比這個更容易實行的方法了。

5 蘋果的果膠有助於防止肥胖

從前認為想變瘦，就必須減少攝取的熱量，增加消耗的熱量，至今此二法仍被視為減肥的雙璧。但是，如果稍微了解身體構造，營養學進步後，又發現更好的對策。

蘋果就是其中之一。以前因為糖分，而遭人嫌棄的蘋果，現在已經知道它對減肥有幫助。

蘋果中含量較多的果膠，是良質的食物纖維，能促進腸的蠕動，防止便秘。對肥胖而言，便秘是大敵，因此蘋果具有很好的功效。

第二個功效即果膠能夠抑制養分的急速吸收。養分一旦被急速吸收，血糖值就會大量上升，身體判斷此為營養過剩，導致吸收的養分就會儲存在脂肪細胞這個儲藏庫中，因此，攝取相同熱量的食物，血糖若上升太快，成為脂肪的比率就會增高。

1個蘋果能夠防止血糖值急速上升，所以蘋果當成減肥食的價值很高。與生菜沙拉不同，蘋果具有實質性，因此最適合當成滿足胃袋的甜點。

6 不想再胖的人可以喝黑咖啡

喝咖啡不能變瘦，你現在已維持理想體重，不想再變胖，那麼就可以利用咖啡。

咖啡中所含的咖啡因可以刺激自律神經，提高身體的熱量代謝。喝咖啡之所以使身體活動力旺盛，就是因為自律神經興奮的緣故。

咖啡因將儲藏脂肪分解為脂肪酸的力量很強，喝完咖啡再做運動，脂肪酸就會分解為熱量。

但是咖啡如果加入砂糖或奶精，效果就蕩然無存了。砂糖會使體內血糖值迅速上升，促進胰島素分泌，強烈促使脂肪的合成，而阻礙咖啡所擁有的脂肪分解作用。若是不想喝黑咖啡，則可以利用對咖啡作用完全不會造成阻礙的新甘味料代糖。

7 肉以熱騰騰涮涮鍋的方式食用更有效

肉是良質蛋白質源，在減肥時也要好好的吃。提到蛋白質，吃進嘴裡，就擔心它會變成脂肪。

關於這一點，涮涮鍋是在滾水中涮肉，讓脂肪流出，可以安心食用。涮涮鍋的效用不只是使脂肪流出，還能夠溫熱身體。

如同溫食減肥食所具備的意義，為了減肥，首先必須溫熱身體。身體溫熱必須仰賴自律神經的作用，即意味著在體內會產生大量的熱。熱的真實身分是熱量，通常我們攝取的熱量，有七成都用來維持體溫。

體溫上升會變成何種狀況呢？此時就要開始努力降低體溫。體表熱的放散和汗會奪走體溫。

此作業會持續到身體發冷為止。從體內產生熱，熱隨著血液循環到達皮膚，從體表消失，反覆出現此種動作。在這段時間內所吃的熱量，幾乎都會變成熱消耗掉。

欲使身體溫熱，不能依賴刺激物。吃單純熱的料理，使身體溫暖，尤其食物容易變成脂肪的晚餐，吃熱騰騰的料理，盡量溫暖身體吧！好不容易溫熱身體，一旦吹冷氣，接觸到冷空氣，就會造成損失。

盡量冒汗，體脂肪就能夠燃燒，所以稍微忍耐一下熱吧！

8 規律正常的飲食生活，能提高脂肪燃燒效率

按照當日預定的行程或心情，1天24小時，想進食時，再進食。3餐（或2餐）規律正常食用，如果食物的總量相同，減肥效果應該也一樣吧！你會不會這麼想呢？

就數字來看，進入體內的熱量是相同的，但是為了減肥，飲食生活務必規律正常。

人體有日內規律，以睡眠和清醒的規律為基礎，如內分泌、體溫、肌肉活動等，以1日為單位，加以支配的規律。晚上就寢後，約睡8小時就清醒，也是因為這種規律造成的。早上7點清醒，事實上，在3小時以前，副腎皮質荷爾蒙已經開始分泌，調整體調，逐漸恢復清醒。

同樣的消化酵素的作用或消化吸收機能也會配合規律產生變動。利用運動，形成脂肪容易燃燒的身體。如果晚餐在8點或10點吃，每天都不正常，身體便無法掌握燃燒脂肪的規律。即為使脂肪運轉有效率的進行，首先要過規律正常的飲食生活。

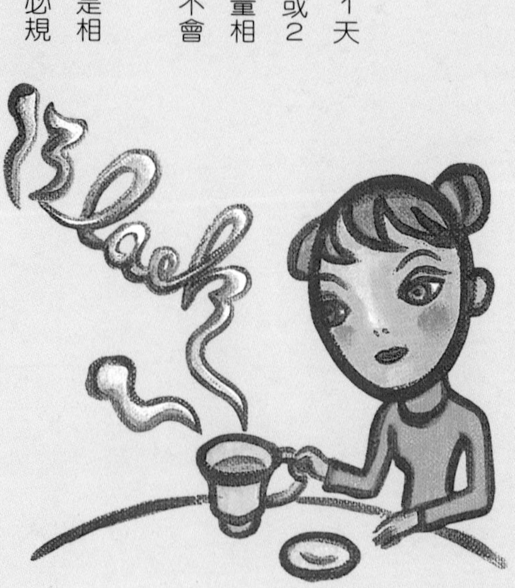

此外，身體為了容易燃燒脂肪，飲食要保持基本的形態。

如果早餐攝取甜食，翌日早晨吃義大利麵，晚上吃握壽司，各餐傾向不同，身體就很難認識食物，導致脂肪燃

燒效率不佳。飯、麵包或芋類等碳水化合物與魚或肉類等的蛋白質及蔬菜等，決定飲食的基本形態。從中享受素材或料理的變化，對減肥而言，這才是比較好的飲食方法。

飯能夠減少胰島素的上升

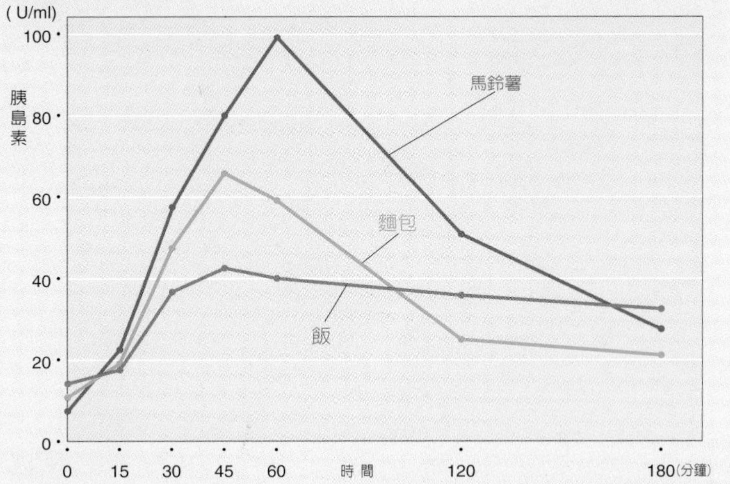
(U/ml)
100
80
60
40
20
0
胰島素
馬鈴薯
麵包
飯
0
15
30
45
60
時間
120
180(分鐘)

4 熱騰騰的飯適合當成減肥食

提到減肥，很多人都不願意吃飯，把它從餐桌上剔除，認為多餘的碳水化合物會成為贅肉，其實不吃的人，這種想法是錯誤的。

以減肥為目的，為使脂肪有效燃燒，一定需要某種程度的碳水化合物。脂肪代謝需要碳水化合物，嚴格說來，是需要碳水化合物的分解物。其中飯是非常理想的減肥食品。

飯在碳水化合物中，促使分泌的胰島素量較少。與飯相較，麵包和馬鈴薯促使分泌的胰島素相當多。馬鈴薯會促使分泌飯兩倍以上的胰島素。

胰島素是碳水化合物送入細胞中的重要荷爾蒙，也會促進脂肪的合成，因此，胰島素的分泌較少，脂肪的合成不旺盛，就不易發胖。

想要減肥，與其吃麵包、麵類或芋類、馬鈴薯等，還不如吃飯好。但同樣是飯，煮成糊狀食用，卻會和馬鈴薯一樣，使胰島素分泌增大，這點務必格外注意。

為減肥著想，高明的吃飯法是晚餐少吃一點飯。

即使能夠抑制胰島素分泌，但它本身還是碳水化合物。早餐和午餐攝取的分量，會隨著活動成為熱量，被消耗掉，可是如果在睡前吃太多，成為皮下脂肪蓄積在體內，有可能會導致肥胖。

因此，晚餐要控制飯量，反而要充分攝取在睡眠中製造身體所使用的蛋白質。

最重要的是要吃剛煮好，熱騰騰的飯，當然，攝取溫食減肥食也可以。熱騰騰的食物能夠刺激自律神經，具有使食物產生熱量的力量。吃熱飯，添加熱騰騰的料理，是非常適合減肥的飲食。

最好在上床前3小時就要用餐完畢，而飯後與其躺著看電視，不如適當活動身體，這才是怎麼吃都不會發胖的秘訣。

國家圖書館出版品預行編目資料

瘦身 / 鈴木正成主編；施聖茹譯. －初版.
－臺北市：品冠文化，民89
面；　公分　--（彩色圖解保健；1）
ISBN 957-468-040-1（平裝）

1. 運動　2.減肥

411.71　　89015098

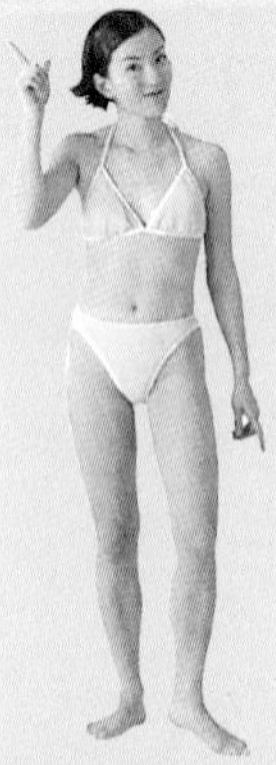

瘦　身

ISBN 957-468-040-1

主編者/鈴木正成
編譯者/施聖茹
發行人/蔡孟甫
出版者/品冠文化出版社
社　址/台北市北投區（石牌）致遠一路2段12巷1號
電　話/（02）28233123・28236031・28236033
傳　真/（02）28272069
郵政劃撥/01669551
E-mail/dah-jaan@ms9.tisnet.net.tw
登記證/北市建一字第227242
承印者/西園彩色印刷有限公司
裝　訂/嶸興裝訂有限公司
排版者/千兵企業有限公司
初　版/2000年（民89年）12月

定價/**300**元